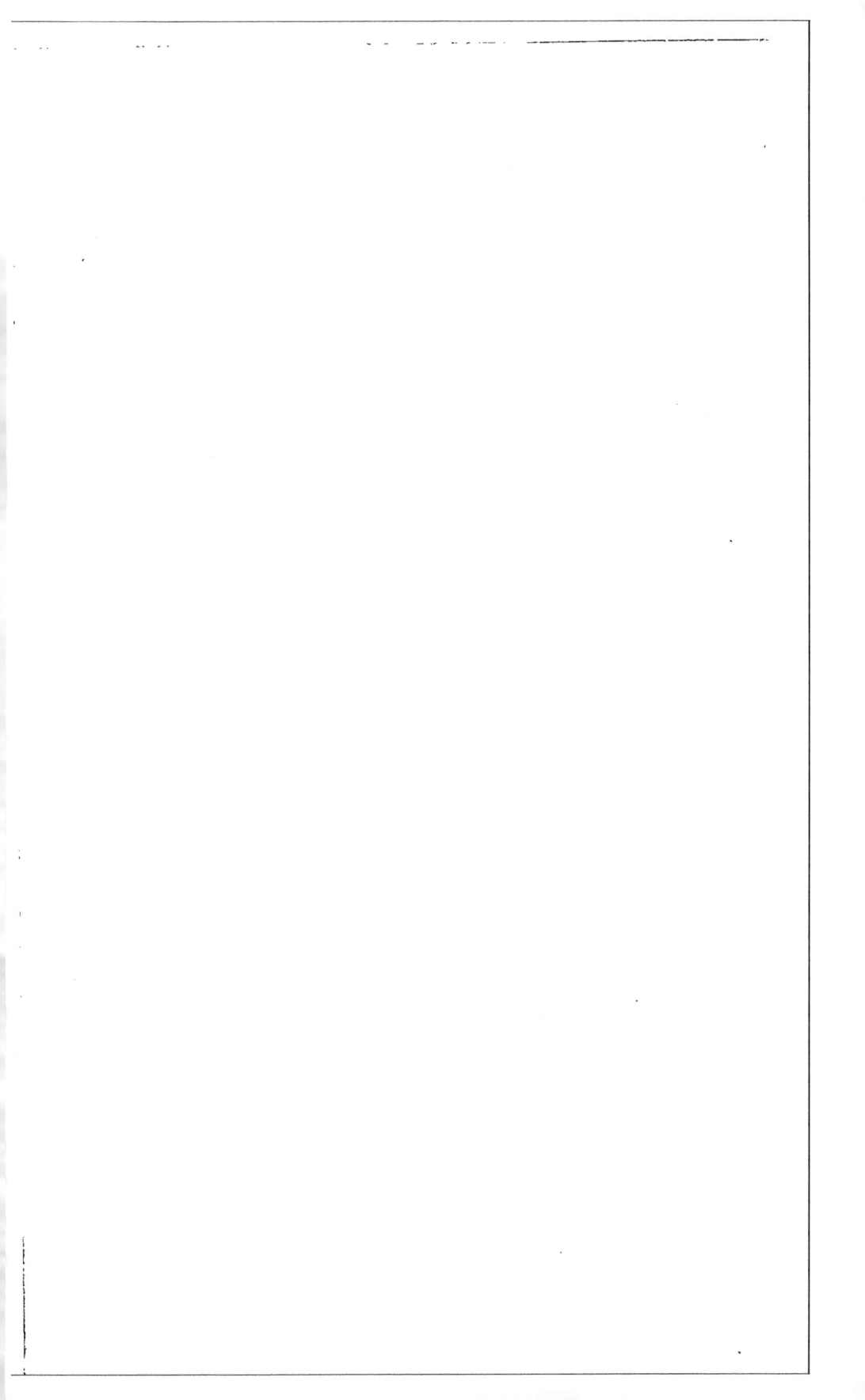

DE LA SALUBRITÉ

DE L'AIR

DES VILLES,

ET EN PARTICULIER

DES MOYENS DE LA PROCURER,

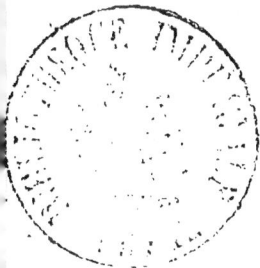

OUVRAGES IMPRIMÉS

DE

M. L'ABBÉ BERTHOLON.

L'*Electricité du Corps humain en état de santé & de maladie, &c.* (1) *2 vol. in-8°. avec près de 50 figures.*

L'Electricité des Végétaux ; Ouvrage où l'on traite de l'Electricité de l'Atmosphere sur les Plantes, de ses effets sur l'Economie des Végétaux, de leurs vertus medico & nutritivo-électriques, & principalement des moyens de pratique de l'appliquer utilement à l'Agriculture, avec l'invention d'un Electro-végétometre, in-8°. avec figures en taille-douce.

De la Foudre ascendante & des Para-tonnerres ascendans . . . . *in-4°.*

Nouvelles preuves de l'efficacité des Para-tonnerres, avec figures en taille-douce . . . . . *in-4°.*

Lettres sur les Para-tonnerres ascendans, à M. C****. . . . . *in-4°.*

---

(1) Cet Ouvrage peut être regardé comme un Traité complet d'Electricité Médicale ; toutes les méthodes d'électriser y sont représentées par des figures ; & on y trouve toutes les observations des plus savans Médecins & Physiciens.

Mémoire dans lequel on prouve que le Tonnerre n'est point un Phénomene dépendant des effervecenses . . . . in-4°.

Mémoire sur la fusion de la lame de l'épée dans le fourreau par la Foudre . . . . . . in-4°.

Mémoire sur l'identité de l'Electricité artificielle & naturelle . . . . in-4°.

Description des Para-tonnerres ascendans & descendans de la Ville de Lyon . . . . in-4°.

De la cause électrique des Tremblements de Terre in-4°.

Des Para-tremblements de Terre , & des Para-volcans . . . . in-4°.

Description d'une Aurore Boréale . . . in-4°.

De la cause Phosphorico-électrique des Aurores Boréales . . . . in-4°.

Mémoire dans lequel on examine , si les Animaux des différentes familles transmettent le choc électrique , & à quelle substance ils doivent cette vertu . . . . in-4°.

Mémoire dans lequel on recherche quelles sont les Plantes qui communiquent plus ou moins la commotion électrique ; dans quel état elles ont plus ou moins cette vertu ; & à quelle substance elles doivent cette propriété . . in-4°.

Dissertation sur les Sables & les Terres qui transmettent la commotion électrique , & à quelle substance ils sont redevables de cette propriété. in-4°.

Des avantages que la Physique & les Arts qui en dependent , peuvent retirer des Globes aërostatiques . . . . in-8°.

Nota. La plupart de ces Ouvrages ont été réimprimés plufieurs fois . & traduits en Allemand ou en Italien. Ils feront bientôt fuivis de plufieurs autres que l'Auteur fe propofe de publier, & qui ont remporté le Prix dans différentes Académies. Il y en a qui ont pour objet l'Aimant & le Magnétifme ; le flux & reflux de la Mer; des Pétrifications curieufes ; le Commerce & les Manufactures , la maniere de receper fous l'eau des Rochers ; le brûlis & l'incinération des Terres ; la taille des Vignes ; les moyens de préferver les Blés des Charanfons , les moyens de prévenir les Incendies ; diverfes Experiences fur les Gas , &c. &c. &c.

DE LA SALUBRITÉ

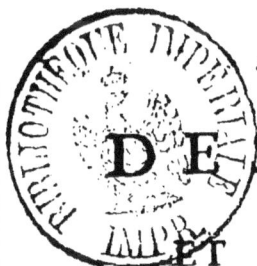

DE L'AIR

DES VILLES,

ET EN PARTICULIER

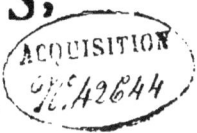

DES MOYENS DE LA PROCURER;

Ouvrage couronné par l'Académie de Lyon.

Par M. *l'Abbé* BERTHOLON , *Profeffeur de Phyfique Expérimentale des Etats-Généraux de la Province de Languedoc ; des Académies Royales des Sciences de Montpellier , Lyon , Beziers , Marfeille , Nifmes , Dijon , Touloufe , Bordeaux , Rouen , Rome , Madrid , Heffe-Hombourg , Laufanne , &c.*

A MONTPELLIER,

De l'Imprimerie de JEAN MARTEL AINÉ , Imprimeur Ordinaire du Roi & des Etats-Généraux de la Province de Languedoc.

M. DCC. LXXXVI.

DE LA SALUBRITÉ

DE L'AIR

DES VILLES.

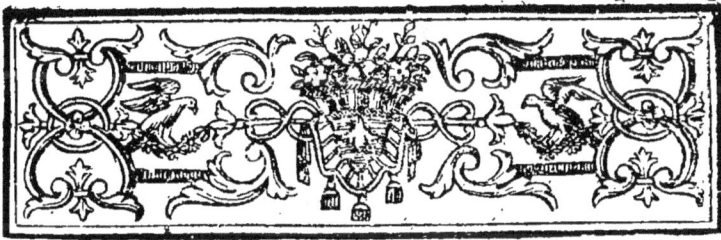

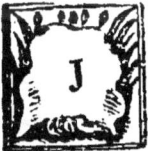

J E ne fais par quelle fatalité il arrive que les objets les plus utiles font ceux qui font les plus négligés. Lorfqu'on fe propofe de traiter des objets avantageux à la fociété, on eft tout étonné du filence ou du peu d'attention de ceux qui ont précédé dans la carriere ou on fe détermine à entrer. Si cette réflexion eft vraie en général, comme on ne fauroit en douter, lorfqu'on eft un peu inftruit de l'hiftoire des travaux de l'efprit humain, elle l'eft à plus forte raifon dans le fujet préfent, & c'eft ce motif qui nous a porté à diriger nos recherches fur la falubrité de l'air des Villes, & principalement fur les moyens nombreux de la procurer.

Notre deffein eft de confidérer cet objet fous

tous ſes rapports , & de le traiter dans toute ſon étendue. Mais afin de ne pas différer plus long-temps de répondre aux vœux de l'Académie qui a décerné (en 1780) le prix double au Mémoire que nous préſentons aujourd'hui au Public . nous nous empreſſons de le ſéparer du corps d'ou-vrage dont il fait partie , & nous ne manquerons pas de donner les autres Sections qui le compo-ſent , auſſitôt que nous aurons achevé l'impreſ-ſion de différents ouvrages qui nous occupent maintenant.

Sans entrer ici dans le plan général de notre Ouvrage ſur la ſalubrité de l'air des Villes & des autres lieux habités , il ſuffira de dire qu'on y verra des recherches ſur les motifs qui ont dirigé les Anciens dans le choix qu'ils ont fait dans les ſites & les emplacements des Villes qu'ils ont bâties ; motifs trop négligés par les Moder-nes. On y prouvera que toutes les découvertes que la Phyſique a faites récemment, juſtifient les Anciens , & que dans les établiſſements que les Européens ont faits pluſieurs fois dans les deux Mondes , ils n'ont pas toujours ſuivi les princi-pes les plus ſûrs ; vérité démontrée par les plus funeſtes épreuves , par la mort de pluſieurs mil-lions de victimes qui ont malheureuſement péri ſans ſoulagement au milieu des douleurs les plus affreuſes. Afin d'éviter de ſemblables malheurs , nous expoſerons ſur cette matière les principes les plus ſûrs, fondés ſur des obſervations faites dans les quatre parties du Monde ; nous donnerons des regles certaines pour réduire en pratique ces

principes ,

principes ; & nous ferons connoître des inſtru-
ments phyſiques néceſſaires pour cette fin.

Cet objet étant d'une utilité moins générale
que celui de corriger l'inſalubrité de l'air de pluſieurs endroits habités, nous nous étendrons ſur
ce ſujet avec tous les détails qu'on pourroit dé-
ſirer. On y verra toutes les recherches auxquelles
des vues patriotiques & les invitations qui nous
furent faites il y a quelques années ; nous ont
engagé de nous livrer ; à l'occaſion d'une Ville
dont une partie perdit pendant quelque temps
ſa ſalubrité (1) par des travaux d'un nouveau
genre qui y furent entrepris ; & où des eaux qui
couloient auparavant devinrent ſtagnantes ; nous
traiterons auſſi de la queſtion de l'influence de
ces eaux ; de celle des marais & des étangs
ſur la ſanté & ſur la population.

Les moyens de procurer ou de conſerver la ſalubrité de l'air aux grandes Villes & à tous les
lieux habités, étant la partie la plus importante
de ce Traité ; feront l'objet principal qui nous
occupera.

Tant de cauſes tendent ſans ceſſe à détruire
la ſalubrité de l'air de ces gouffres habités qu'on
décore du nom de Villes , & où des millions
d'hommes vont ſe précipiter, qu'il eſt néceſſaire ;
1º. D'en expoſer le nombre; 2º. D'en montrer
l'influence ; 3º. De donner des moyens afin de
les ſupprimer ; lorſque cela eſt poſſible, ſelon

_____

(1) Elle l'à recouvrée depuis.

B

les circonſtances, ou, au moins, de lutter avec ſuccès contre leur activité deſtructive.

Ces conſidérations diverſes ſont d'autant plus importantes que, quelque pur que ſoit l'air d'une contrée, il deviendra bientôt vicié uniquement par l'habitation d'un grand nombre d'hommes réunis dans un eſpace circonſcrit; car il eſt très-bien prouvé, 1°. Qu'un homme vivant conſomme ou vicie en vingt-quatre heures par ſa ſeule reſpiration, vingt muids d'air, chacun de deux cents quatre-vingt-huit pintes, & quarante muids par les vapeurs qui ſortent de ſon corps; de ſorte que renfermé dans une chambre il altéreroit ainſi ſoixante muids d'air dans ce petit eſpace de témps; & 2°. Que trois cents hommes qui pendant un mois ſeroient placés dans l'étendue d'un arpent de terrein, y formeroient de leur propre tranſpiration une atmoſphere de ſoixante & onze pieds de hauteur qui deviendroit bientôt peſti-lentielle ſi elle n'étoit diſſipée par les vents; obſervation bien démontrée par ce qui arrive dans les camps qui reſtent trop long-temps au même endroit.

Que ſeroit-ce ſi à cette cauſe, toujours ſubſiſ-tante, on ajoute toutes celles qui réſultent de l'établiſſement de pluſieurs Arts nuiſibles à la pu-reté de l'air, qu'on s'obſtine à renfermer dans l'enceinte des Villes, &c. &c. &c. tandis que d'un autre côté on détruit tout ce qui pourroit corriger l'air, en arrachant le peu d'arbres & de végétaux qui ſe trouvent répandus dans leurs di-vers quartiers : on ſemble tous les jours oublier que Ternate a donné un terrible exemple des malheurs réfultants de la fuppreffion de ces végétaux, & que lorfque les Hollandois eurent fait couper les girofliers qui y étoient en grand nombre, il furvint des maladies qui firent périr une multitude d'habitans. Les nouvelles obfervations de plufieurs Phyficiens fur la qualité d'air méphitique qu'abforbent les végétaux, & la quantité confidérable d'air déphlogiftiqué ou d'air vital qu'ils verfent dans l'atmofphere, ces obfervations démontrent encore de la maniere la plus convaincante, les avantages précieux que les plantes & les arbres en particulier peuvent procurer aux lieux habités pour corriger un air vicié par une infinité de caufes renaiffantes ; mais ne prévenons point ici ce que nous avons à établir fur les différentes parties de ce fujet important.

On ne fauroit croire combien le défaut de pavement des rues, ou la négligence à le réparer, & fur-tout celle de pratiquer des égouts bien ménagés, contribue à rendre l'air mal fain. Un petit nombre d'exemples pris au hafard fur mille, va fervir à le démontrer. Philippe Augufte étant à une fenêtre de fon Palais, une charrette en paffant près de cet endroit, remua la boue & en fit exhaler une odeur fi infecte, que le Monarque fut auffitôt contraint de fe retirer. Pour remédier à cet inconvénient qui pouvoit être fi dangereux, il ordonna (en 1184) que Paris fût pavé. M. Sauvages dit dans une de fes Differtations que dans les grandes Villes, fur-tout fi elles font mal-propres, comme Madrid, il fort

des exhalaifons fulphureufes qui noirciffent bientôt les galons d'or & d'argent.

Si les eaux qui coulent dans les différents ruiffeaux des rues d'une Ville , s'arrêtent quelque
part , elles caufent bientôt une infection étonnante , infiniment nuifible à l'économie animale.
Le fait fuivant , qui s'eft paffé fous mes yeux, en
eft une preuve irréfragable , & a été trouvé très-
intéreffant par l'Académie des Sciences où le ré-
cit en fut lu. Le 13 Juillet 1779 , un accident
funefte arriva dans l'Hôpital de la Ville de Beziers. Le Jardinier de cette Maifon fut frappé de
mort par le gas méphitique qui s'exhala de l'eau
deftinée à arrofer le jardin. L'eau dont on fe
fert pour cet effet , s'y rend par le moyen d'un
égout qui reçoit une partie de celles qui coulent
dans les rues. Comme fi cette eau n'étoit pas affez
infecte , on la conferve précieufement dans un
réfervoir où elle contracte par une ftagnation toujours trop longue , une qualité encore plus délé-
tere. C'eft dans cet état qu'on emploie, pour arrofer le jardin de l'Hôpital , cette eau , fi toutefois on peut donner ce nom à un liquide d'un
noir foncé , d'une confiftance épaiffe & vifqueufe,
toujours couvert d'une croûte mouffeufe & hété-
rogene , capable de porter au-loin l'infection &
la mort par les miafmes continuels qu'il exhale.

Cette vapeur meurtriere eut tant d'efficacité ,
qu'elle frappa de mort ce malheureux Jardinier,
quoique l'écoulement fe fît à l'air libre , depuis
plus de demi-heure , & à la diftance de quelques toifes du réfervoir ; phénomene unique juf-

qu'à ce jour. Ce qu'il y a encore de plus éton‑
nant, c'est que personne n'ayant ofé placer la
bonde pour fermer le trou latéral de la petite
auge qui eft dans le jardin, & qui, par fa partie
fupérieure, eft toujours ouverte, quoique l'eau
eût coulé pendant toute la nuit, le lendemain
matin elle eut encore affez de force pour faire tom‑
ber en afphixie une jeune Sœur Converfe qui s'étoit
offerte courageufement pour cette opération. A
peine, armée de la fatale bonde, eft-elle devant
l'auge funefte (1), qu'elle eft étendue fur la terre
fans mouvement ni connoiffance, & avec une
proftration abfolue de forces qui ne lui permit
pas de pouffer le moindre cri. Sans la précaution
qu'on eut de la faire fuivre de loin par deux Reli‑
gieufes, elle eût infailliblement péri, victime de
fon courage. Quelques mois auparavant, un acci‑
dent plus funefte encore arriva à Narbonne, &
de neuf perfonnes attaquées par un méphitifme
à peu-près femblable, huit périrent, & leurs
cadavres, ainfi que celui de notre Jardinier, de‑
vinrent pourpre & noir en peu de temps. Qu'on
juge de la nature de ces vapeurs meurtrieres ?
La force, la fanté, la jeuneffe ne peuvent en
rallentir les coups; leur action eft telle qu'en peu
d'inftants nos fluides prennent un degré de cor‑
ruption qui, ainfi qu'on l'a obfervé, n'eft ordi‑
nairement que la fuite d'une maladie longue &

(1) On n'oubliera point que cette petite auge toujours
ouverte par le haut, étoit dans le jardin, à l'air libre.

pestilentielle ; plus promptes que la balle , que la fleche, qu'aucun poison même fabuleux; on ne peut les comparer qu'à la percuffion de la foudre feule. . . . . Dans les différentes parties de l'ouvrage qui fuivront celle qu'on publie aujourd'hui , on verra l'objet général dont nous nous fommes occupé , traité avec toute l'étendue, & , on l'efpere, avec tout le foin qu'exige un fujet de cette importance , & malheureufement trop négligé jufqu'à préfent.

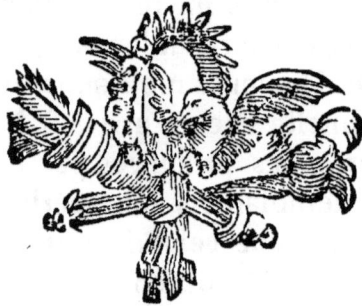

DES MOYENS

DE PROCURER LA SALUBRITÉ

AUX VILLES.

PREMIERE SECTION.

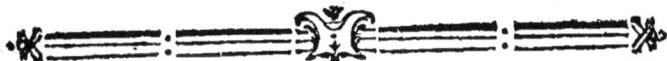

DE *la maniere de procurer la salubrité aux Villes par le pavement & nettoiement des Rues* (1).

LES objets les plus utiles font fouvent les plus négligés ; & aux yeux de ceux qui aiment le bien public , ne doit-il pas paroître étonnant que ce qui concerne la maniere de paver & de nettoyer les Rues des grandes Villes ait été fi long temps oublié. Les Romains, c'eft-à-dire , le Peuple le plus célebre qui ait jamais exifté , prit bientôt cet objet en confidération , & porta cet Art , car c'en eft un , au plus haut point de grandeur & de magnificence qu'il foit

_____

(1) C'eft-là l'Ouvrage qui a remporté le Prix double de l'Académie

poſſible d'atteindre. Strabon dit que la magnificence ſomptueuſe , & les dépenſes incroyables
qu'on y a employées, ſurpaſſent tout ce qui fut
jamais entrepris de grand dans tout le reſte de la
terre (1). Ce que confirme Denis d'Halicarnaſſe ,
après avoir vécu vingt ans dans cette Capitale du
monde ſous l'Empire d'Auguſte.

Long-temps avant cette brillante époque ,
Rome qui , dans ſon origine, avoit été *plutôt*
l'image d'une ville qu'une ville même , ſelon l'ex-
preſſion de Florus (2) , du temps de Pirrhus ,
étoit ſi belle, que les Ambaſſadeurs de ce Roi
lui dirent que Rome leur avoit paru comme un
Temple (3). Mais quelque magnificence que
Céſar Auguſte eût mis dans tous les ouvrages
publics , elle n'approcha point de celle qu'on y
vit éclater ſous les regnes de Néron , de Trajan
& d'Adrien. Les rues , les places publiques & les
édifices acquirent une beauté & une perfection
étonnantes.

Comme il n'arrive preſque jamais que ceux
qui portent un ouvrage à ſa perfection en aient
été les inventeurs, c'eſt à d'autres Nations que le
Peuple, dominateur de l'Univers, dut cette utile
idée. Selon Iſidore, les Carthaginois ont été les
premiers qui ont pavé leur Ville de pierre. *Pri-*
mum pœni dicuntur lapidibus vias ſtraviſſe (4).

Les

---

(1) Strabon , Geogr. *lib.* 5.
(2) Florus, *lib.* 1. *cap.* 1.
(3) Ibid. *lib.* 1. *cap.* 18.
(4) Iſid. Origin. *liv.* XV. *chap. dern.*

Les Habitants de la Barbarie Tingitane ou Céfa-
rée, voifins des Carthaginois, fuivirent leur exemple; & les Romains, à l'imitation des uns & des
autres, paverent les rues de leurs Villes : *Pavimenta credo primum facta, quæ nunc vocamus
Barbarica, &c.* (1) C'eft l'an 442 de la fondation de Rome, & 188 ans après l'expulfion des
Rois, que Claudius Appius, furnommé l'Aveugle, introduifit le premier la pratique de paver;
& c'eft à lui qu'on fut redevable de l'avantage de
voir la rue & la voie Appienne pavées; celle-ci
s'étendoit cependant de Rome jufqu'à Capoüe (2).
Cette voie a été la premiere & la plus excellente
de toutes felon Papinius Statius : *Appia longa-
rum teritur Regina viarum;* & Onuphrius Panuinus l'appelle *omnium maximam & laudatiffi-
mam.* La rue & la voie Aurelienne furent faites
l'an 512 de la fondation de Rome par Caïus Au-
relius Cotta (3). La rue & la voie Flaminienne
furent conftruites vingt-un ans après, voyez Caffiodore. En un mot, tout ce qu'il y eut de plus
diftingué dans Rome fit faire de nouvelles rues &
de nouveaux chemins, auxquels le Peuple Roi
donna le nom; & fouvent en leur honneur il
éleva des arcs de triomphe. Auffi comptoit-on à
Rome jufques à 422 rues communes & 31 rues
principales, felon Guido Pancirolus (4); qui abou-

(1) Plin. *lib.* 36. Nat. Hift. *cap.* 25.
(2) Jul. Front. *Lib.* 1. *de aquæ-duct.*
(3) Car. Sigon. *Lib.* 2. *de Antiq. jure Ital. cap. ult.*
(4) Antiquitatum deperditarum. *Lib.* 1. *cap. de viis
militaribus.* Guid. Pancir. & Bergier.

C

tissoient à autant de portes lesquelles communiquoient à des grands chemins pavés, & où rien n'étoit épargné de ce qui pouvoit contribuer à la commodité des citoyens & des étrangers, du moins à en juger par les travaux immenses, les dépenses prodigieuses & la magnificence éclatante qu'on y admiroit.

Ces rues étoient les commencements des grands chemins de l'Empire, qui s'étendoient depuis les extrémités occidentales de l'Europe & de l'Afrique jusques dans l'Asie Mineure, lesquels étoient de 15 à 16 cents lieues. Aussi, combien de légions, quelle multitude de nations vaincues, combien de trésors ne furent pas employés à cet objet ? On lit (1) que Salomon employa plus de cent cinquante trois mille six cents hommes à la construction du Temple de Jérusalem. Et Pline assure que trois cents mille hommes furent employés pendant l'espace de vingt ans à élever la plus grande des pyramides d'Égypte. Eh bien, le nombre d'hommes qui concoururent à former ces rues de Rome, terminées par les grands chemins de l'Empire dont nous avons parlé, est au-dessus de toute expression, puisque tous les habitants de cette vaste Domination, depuis les parties occidentales de l'Espagne & de Mauritanie, jusques aux régions occidentales d'Assyrie & des Medes, & depuis les terres septentrionales de la Grande Bretagne, des Gaules, de la Hon-

---

(1) 3. Reg. *cap.* 5. & 2. Paral. *cap.* 2.

grie & de la Scythie , jusques aux contrées méri-
dionales des Arabes , des Égyptiens & des Ga-
ramantes, ont servi à cette magnifique entreprise.
Au milieu de Rome même étoit planté le *Millia-*
rium Aureum ; & c'est de là , comme d'un centre , que partoient trente rues superbes qui s'é-
tendoient jusqu'aux extrémités de l'Empire ,
c'est-à-dire, du monde connu qui recevoient, avec
la plus grande célérité , les ordres de cette Do-
minatrice des Nations.

Doit-on après cela s'étonner de tout ce que
disent les Auteurs anciens de cette Capitale du
Monde ? Denis d'Halicarnasse assure (1) que
l'Empire Romain a laissé bien loin derriere lui
tous ceux dont la mémoire est parvenue jusqu'à
nous. Pline, en parlant des ouvrages publics , dit :
Ad urbis nostræ miracula transire convenit , &
sic quoque terrarum orbem victum ostendere (2).
Cassiodore , après avoir fait mention des sept
merveilles du Monde dont les Grecs nous ont
conservé le souvenir , telles que le Temple d'E-
phese , consacré à Diane, le Tombeau de Mau-
sole , Roi de Carie , le Colosse de Rhodes , la
Statue de Jupiter Olympien , les Pyramides d'É-
gypte ,les Murs de Babylone, le Palais de Cyrus ,
nous fait part de son admiration en ces termes.
Habuerunt honores septem illa fabricarum mi-
racula , quia præcesserunt tempore..... Nunc

---

(1) Antiquitat. Rom. *lib.* 1.
(2) Lib. 36. Nat. Hist. *cap.* 15.

*autem poffet effe veridicum , fi univerfa Romæ
dicatur effe miraculum.*

Quelque magnifiques que fuffent les temples, les
théâtres, les amphithéâtres, les bains, les colonnes,
les obélifques dont la grandeur, l'éclat, la beauté frappoient tous les regards , c'eft avec raifon
que Strabon s'étonne de la magnificence qu'on
remarquoit dans fes rues & chemins, dans fes
cloaques conftruits pour entretenir la propreté
des rues , & dans les aqueducs, ouvrages admirables négligés cependant par les Grecs, Auteurs
de tant d'inventions excellentes & à jamais mé-
morables. Denis d'Halicarnaffe a auffi dit la même chofe. *In tribus magnificentiffimis operibus
Romæ , & è quibus maximè apparent illius Im-
perii opes , pono aquæ ductus , viarum muni-
tiones & cloacarum ftructuras.*

On ne doit donc pas être furpris que ce qui
regarde les objets que nous appellons à préfent
la Voirie , ait toujours été regardé comme très-
important. Les Lacédémoniens déféroient ce
foin à leurs Rois (1); depuis que Epaminondas
eut été élu à cette Place , elle ne fut donnée
qu'aux premiers Citoyens de Thébes (2). Chez
les Romains , diverfes perfonnes diftinguées par-
tagerent fucceffivement cette efpece de follici-
tude ; des Magiftrats , des Cenfeurs , les Con-
fuls & Tribuns du Peuple , les Elides , les Quef-

_____

(1) Herodot. in Erato.
(2) Petrarcha. *Lib. de optimâ adminiftrat. Reip.*

teurs, enfin, des Voyers dont les noms fe lifent encore dans plufieurs monuments publics. Ils ne dédaignoient point de donner eux-mêmes l'entreprise de paver les rues & les chemins par publications & adjudications publiques. Lorfque l'Empire Romain fut parvenu au plus haut point de fplendeur qu'il ait jamais acquis, Céfar Augufte fut chargé de cette commiffion : *Tunc autem ipfe viarum quæ funt circà Romam Curator conftitutus* (1). En France, l'adminiftration fupérieure de la grande Voirie appartient au Roi feul, qui en remet l'exercice à fon grand Voyer (2). En 1635 les Tréforiers de France acquirent l'Office de grand Voyer de Paris, &c. . . . . Voyez le *Traité de la Police* du Commiffaire de la Mare.

La queftion que l'Académie de Lyon propofe eft donc non moins importante qu'utile. Quelle feroit la maniere la plus fimple, la plus folide, la plus commode & la moins coûteufe de paver & de nettoyer les rues, les quais & les places de la ville de Lyon ? Elle renferme deux parties qui ont entr'elles le plus grand rapport, comme je le montrerai en différents endroits de ce Mémoire, & qui, par cette raifon, n'ont pas dû être féparées. Les Gouvernements modernes ne paroiffent pas avoir fait affez d'attention à cet objet, & l'Académie de Lyon, qui a l'avantage d'avoir toujours propofé des queftions neuves & de la

---

(1) Dion. *lib.* 54.

(2) Loifeau, *Livre des Seigneuries, chap.* 9.

plus grande utilité , a encore ici la gloire du choix , & probablement celle d'avoir excité le Magiſtrat qui eſt à la tête de la Police intérieure de Paris , à prendre tout récemment ce ſujet en conſidération.

PREMIERE PARTIE.

L'ART de paver eſt encore dans le néant , & probablement le vœu de l'Académie va le faire ſortir du cahos ; je tâcherai d'y répondre en embraſſant ce ſujet dans toute ſon étendue , & ſur-tout en établiſſant des principes certains qui en ſoient comme la baſe. Ces divers principes ſeront fondus dans le corps du Mémoire dans les articles reſpectifs auxquels ils ſe rapportent. Pour réuſſir dans ce deſſein , je crois qu'il faut diſcuter ce qui regarde , 1°. La meilleure matiere des pavés , 2°. La baſe ſur laquelle on doit établir les pavés , 3°. La figure particuliere de chaque pavé , 4°. L'arrangement des pavés entr'eux , & relativement à l'aire qu'on doit paver. 5°. Enfin , qu'il eſt néceſſaire de préſenter un tableau général de la meilleure maniere de paver. C'eſt , je penſe , traiter entiérement de tout ce qui a rapport eſſentiellement à la matiere & à la forme des pavés. Les conſidérations accidentelles , relatives à cet objet , ſeront inſérées dans ces cinq diviſions , pour ne pas trop les multiplier.

J'éviterai avec ſoin l'affectation de me ſervir

fans néceffité des prétendus termes d'art ufités
parmi les Artiftes. Ce n'eft point un devis que
je fais, mais un Mémoire préfenté à une Société
de Savants devant lefquels il faut parler le langage des fciences, c'eft-à-dire, celui de la raifon. Il eft temps de profcrire ce jargon ridicule
qui long-temps a défiguré nos arts & la plûpart
de nos connoiffances. La Chymie fembloit être
la derniere à embraffer le langage de la raifon,
& on ne compte encore en France qu'un petit
nombre de Chymiftes qui aient parlé français,
pour me fervir de l'expreffion, pleine de fens du
Pline de la France. On ne feroit point certainement illufion à des Juges éclairés en répétant fouvent les mots de caniveaux, de contre-caniveaux,
de contre-jumelles, de morces, &c. &c. . . . . .
Ce feroit à leurs yeux, fans doute, plutôt voiler
fa foibleffe, en fe couvrant d'une ténébreufe
obfcurité, que s'envelopper d'un appareil fcien-
tifique. De plus, je fuis fortement convaincu
que des figures font ici inutiles, fur-tout quand
on emploie une langue qui, par fa clarté, fa
précifion & la méthode dont elle eft fufcepti-
ble dans les difcuffions, a été fi univerfellement
répandue, & qui en conféquence a été généralement regardée comme la langue des fciences.
Employer des figures dans un fujet qui n'en demande pas néceffairement, c'eft montrer l'em-
barras où l'on eft de s'expliquer clairement. Il
me fuffira donc de donner à mes Lecteurs une
idée complette de la chofe, quoique je ne me
ferve que de l'inftrument du langage,

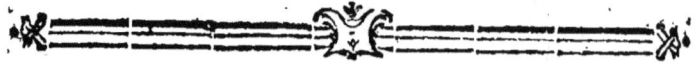

CHAPITRE PREMIER.

De la matiere des pavés

LA matiere qu'on peut employer pour les pavés des rues, peut être ou factice, ou naturelle: Par art on fabrique des briques : en les posant de champ & en épi ; semblable au point de Hongrie , on peut former un pavé. Tel est le pavé de Venise ; & c'est ainsi qu'étoit pavé l'ancien Tibur à Rome. Mais il faut remarquer que dans toute autre Ville que Venise , le pavé de brique n'auroit aucune solidité , à cause des fréquents charrois qui le dégraderoient en peu de temps. Venise n'a pas cet inconvénient à craindre , puisqu'étant bâtie sur la mer , le transport des marchandises se fait par eau , & qu'au lieu de voitures , on n'y voit que des gondoles. Ainsi , ce n'est point dans les briques , ni dans toute autre fabrication de ce genre que nous pourrons trouver la matiere la meilleure & en même temps la moins coûteuse pour le pavé des rues.

C'est donc aux corps naturels qu'il faut avoir recours ; & comme la raison nous dicte assez que les pierres seules peuvent remplir cet objet , c'est à leur examen qu'il est à propos de s'arrêter. Afin que cette discussion soit plus complette , il est bon de se rappeller des divisions générales de cette partie de l'oryctologie que les Naturalistes nomment lithologie.

lithologie. Pour cet effet, on trouvera à la fin
de l'ouvrage un Tableau méthodique arrangé
relativement au sujet présent. On remarquera
que comme il étoit inutile de parler des especes,
des genres qui font exclus, on a supprimé les dif-
tributions des genres secondaires & des especes.

Les pierres calcaires, dont les principaux genres font les pierres à chaux, le marbre & le spath,
en général n'ont pas assez de dureté, pour être
employées dans le pavement des rues. Le marbre (1), tout dur qu'il est, feroit bientôt réduit
en poussiere par les roues des voitures ; & en peu
de temps on verroit de profondes ornieres. J'en
dis aussi de ces pseudo-cailloux dont on fait la
chaux en certains pays ; étant entiérement calcaires, ils ne peuvent être regardés comme cailloux. C'est une erreur dans laquelle est autrefois
tombé M. de Reaumur, elle étoit pardonnable

---

(1) A Gènes & dans plusieurs Villes maritimes d'Italie, on pave avec des pierres calcaires, & même avec du
marbre : ces pavés font de différentes figures irrégulières
& unis à joints incertains, entre lesquels on met du fable
& quelquefois du mortier. Heliogabale fit paver plusieurs
Places de Rome, (il les appella Antoninienes du nom
d'Antoninus qu'il avoit pris au commencement de fon
regne) non avec du marbre commun d'Italie, mais avec
un superbe marbre vert qu'il fit venir de Lacédémone. Il y
employa aussi du porphyre. *Stravit & faxis Lacedemoniis*
ac porphyreticis plateas in Palatio, quas Antoninias voca-
vit : quæ faxa ufque ad nostram memoriam manferunt.
(Lamprid. in Heliogab. Plin. Hist. Nat. *lib.* 36. *cap.* 6.)
La voie de Domitien étoit couverte en partie de grands
carreaux de marbre.

D

de fon temps, mais elle ne le feroit pas de nos jours, depuis que les Bromel, les Linnæus, les Vallerius, les Woltersdorf, les Cartheufer, les Jufti, les Cronftedt, les Vogel, & tous les Naturaliftes François ont donné des caracteres vraiment diftinctifs des différents ordres des corps qui forment l'objet de la lithologie, & fur-tout des fignes certains pour les diftinguer. A plus forte raifon, le fpath n'a-t-il pas affez de dureté; d'ailleurs, il n'eft jamais affez abondant pour les pavés d'une Ville.

Les pierres gypfeufes, de quelque genre qu'elles foient, font encore moins propres à paver les Villes, puifqu'elles ont beaucoup moins de dureté que les précédentes, comme il eft évident à tous ceux qui connoiffent cette efpece de pierre. Il en eft de même des pierres argilleufes, appellées autrefois refractaires, & jamais une Perfonne verfée dans la connoiffance de cette partie de l'orycthologie, ne penfera à employer pour le pavement des Villes, les asbeftes, les amiantes, les mica, les talcs, les fteatites & les ardoifes. Ce fera dans l'ordre des pierres vitreufes ou vitrifiables qu'elle ira chercher la matiere des pavés; elle y trouvera parmi les matieres qui font abondantes & qui ont de la dureté, deux qualités néceffaires pour que le pavement foit folide & peu difpendieux; elle y trouvera, dis-je, des grès, des filex & des quarts. Ces trois genres de pierres vitrifiables ont une grande dureté, & frappées avec le briquet, elles font jaillir de leur fein des étincelles. Si on les

compare avec tous les autres genres de pierres
des trois premieres fections, on verra au premier coup-d'œil la différence énorme qu'il y a
entre le degré de dureté des pierres vitrifiables.
Qu'on effaie, avec un inftrument de fer le plus folide, d'entamer leur fubftance par le frottement,
on n'en viendra pas à bout dans les filex & les
quarts, mais feulement dans le grès; ce qui prouve
que parmi le choix éclairé que nous cherchons à
faire, il faut répudier le grès, quand il eft poffible d'avoir du filex & du quarts. On peut ici
établir généralement, que le filex étant moins
abondant que le quarts, ce dernier doit être préféré. L'ordre des gravités fpécifiques fe trouve
ici d'accord avec le degré de bonté (quoique ce
ne foit pas une regle) car le

$$\left\{\begin{array}{lcccc} \text{Grès} & . & . & 1 & . & . & 666 \\ \text{Silex} & . & . & 2 & . & . & 696 \\ \text{Quarts} & . & . & 2 & . & . & 763 \end{array}\right\}$$

Cet examen analytique nous ayant fucceffivement conduit à regarder les quarts, comme la
meilleure matiere qu'on puiffe employer à paver
une grande Ville, nous pourrons enfuite établir
fynthétiquement, que cette matiere doit être pré-
férée à toutes les autres, fur-tout fi elle eft très-
abondante, & nullement difpendieufe. Or, c'eft
ce que l'obfervation prouve démonftrativement.
La Ville de Lyon, fi heureufement fituée pour le
commerce, l'eft encore pour l'objet qui nous
occupe. Elle eft placée au confluent du Rhône

& de la Saône , où l'on trouve beaucoup de cailloux de quarts, que les eaux de ces deux fleuves ont roulé & rejeté fur leurs bords. Il fuffit d'aller recueillir fur leurs rivages les tréfors qu'ils offrent ; & fans doute un bien eft peu coûteux , quand, pour l'obtenir , il ne faut avoir d'autre peine que celle de fe courber afin de le prendre.

A la vérité on pave à Paris & dans quelques autres endroits , les rues avec du grès , mais cette pratique ne prouve rien contre ce qui a été établi ; car les vrais cailloux de nature vitrifiable , font très-rares à Paris , & le grès y eft fort commun. On fait venir celui dont la Capitale eft pavée, des environs de Fontainebleau par la Seine ; encore eft-on obligé de n'employer que du grès dur , le grès tendre étant abfolument incapable de remplir cet objet , comme tout le monde fait.

Mais, indépendamment des raifons que j'ai apportées plus haut pour engager à préférer le filex & le quarts à tous les autres genres de pierres connues , & même au grès , je dirai que le filex & le quarts font les feules pierres propres à paver qui ne s'imbibent point d'eau. Voici des expériences décifives qui le prouveront. J'ai laiffé tremper dans l'eau pendant huit jours des morceaux de pierres calcaires , de marbres , de gypfe , d'ardoifes , de grès , de filex & de quarts ; toutes , excepté les deux dernieres , ont abforbé une partie notable de l'eau dans laquelle elles avoient féjourné , comme je l'ai connu en comparant le poids qu'elles avoient avant leur immerfion dans

l'eau , avec celui qu'elles avoient après en avoir
été tirées , & après avoir été exactement ef-
fuyées ; car , dans ce dernier cas , le poids a toujours été beaucoup plus confidérable. De plus , j'ai
pefé un morceau de marbre , un morceau de pierre
à chaux , un autre de gypfe , un quatrieme d'ar-
doife , un cinquieme de grès , un fixieme & un
feptieme de filex & de quarts immédiatement
après l'extraction de la carriere , & j'ai trouvé
que le poids étoit alors beaucoup plus grand dans
les cinq premiers genres de corps , que huit
jours après les avoir expofés à l'air , tandis qu'il
étoit le même abfolument dans le quarts & dans
le filex.

Maintenant , il eft de toute évidence que des
pierres qui abforbent l'humidité , & qui la perdent enfuite , paffent par des degrés fucceffifs
de féchereffe & d'humidité qui doivent néceffairement altérer la contexture de leurs parties en
tout temps , mais fur - tout dans la faifon de
l'hiver & dans le temps de gelée , parce qu'alors
l'eau renfermée dans les pores & dans le tiffu des
pierres plus ou moins fpongieufes , par l'expan-
fion qu'elle acquiert dans l'état de glace , brife
les pierres , les force à tomber en éclats , & conféquemment les détruit fans retour ; caufe puif-
fante de deftruction qui fe trouve dans toutes les
pierres , excepté dans les quarts , les filex &
leurs analogues.

Dans le nombre des pierres compofées que les
Naturaliftes nomment roches (*faxum*) , ne s'en
trouveroit-il point qui puffent avoir la préférence

fur les genres de pierres fimples , tels que les quarts & les filex que j'ai dit être les meilleures pour paver les rues ? toutes les roches ne peuvent être compofées que des quatre ordres de pierres fimples qui ont été examinées. Si elles réfultent de l'union d'autres pierres que des portions de quarts & de filex , elles ont néceffairement les mêmes défauts que nous avons obfervés dans les genres de pierres dont elles font compofées. Si elles réfultoient de l'affemblage des parties de quarts & de filex , elles auroient un vice bien grand , le défaut d'adhéfion , ou du moins leur folidité feroit beaucoup moindre que celle d'une maffe de quarts , ou d'une maffe de filex ; parce que , comme l'expérience le prouve , la dureté & la folidité d'un corps compofé (1) de parties homogenes font beaucoup plus grandes que celles d'une matière réfultant de l'union de portions hétérogenes. De plus , une expérience directe ne permet pas de le révoquer en doute. En employant le frottement réitéré d'un fer contre une roche quelconque , on l'aura plutôt ufée & dégradée qu'un quarts & un filex , l'expérience comparative étant faite pendant le même efpace de temps. Ainfi , les quarts & les filex qui avoient obtenu la préférence fur toutes les autres pierres fimples , l'auront encore fur toutes les pierres compofées , lorfqu'il s'agira de paver les rues d'une Ville.

---

(1) Cette affertion eft vraie en général , quoiqu'elle fouffre quelques exceptions.

Cependant, parmi les pierres compofées, il y en a plûfieurs qui l'emporteroient de beaucoup fur toutes les pierres fimples, différentes du quarts & du filex, & qui approcheroient de ces deux dernieres; je veux parler du porphyre (1), du granite (2), du poudingue (3), dont la dureté eft très-grande, du moins dans quelques efpeces. Mais quand même elle égaleroit celle du quarts, comme le porphyre & le poudingue font très-rares, & que le granite n'eft pas commun par-tout (4), le quarts conferveroit toujours la préférence que nous lui avons donnée. A la vérité, l'Empereur Heliogabale fit paver des places de Rome avec du marbre de Lacédémone & du porphyre (5), & ces pierres eurent une certaine dureté : *qua faxa ufque ad noftram memoriam manferunt*, dit Lampride (6). Mais il en étoit de ces places comme de celles qu'on voit dans dans quelques Villes qui font pavées en pierres

(1) *Porphyrius.* κoppeften. faxum compofitum jafpide faëltfpato, interdùm mica & bafalte. *Cronftedt.* min. 266,
(2) *Granites. Graberg* faxum compofitum faëltfpato. mica, quartzo, *Cronftedt.* ib. 270.
(3) *Puddinftone.* Saxum filicibus amorphis materia jafpidea conglutinatis. *Cronftedt*, ibid. 273.
(4) Toute la Ville de Lyon eft affife fur une maffe de granite : on le trouve à Pierre enfcize, aux Chartreux, fur la maifon Tolofan, fur le quai Saint-Clair ; Oulin & le côteau du Rhône en préfentent des bancs énormes. Le pavé de Breft, échantillon & blocaille, eft d'une efpece de granit du pays, très-dur & quelquefois affez joliment coloré. On le tire d'ue Ifle de la Rade nommée l'Ifle longue, ainfi que me l'a marqué M. Blondeau.
(5) Pline, *liv.* 36. *cap.* 6.
(6) Lampr. in Heliogab.

plates de diverfes efpeces, les chevaux, les voitures n'y paffent pas, & conféquemment elles font moins expofées à des dégradations. Si les rues fréquentées en étoient conftruites, on s'appercevroit bientôt de leurs défauts.

Les Anciens qui ignoroient l'orycthologie & fur-tout la lithologie, ne diftinguoient pas les divers genres de pierres dont nous avons parlé, encore moins les efpeces. On peut en juger par ce qu'en ont écrit Pline, Vitruve & Théophrafte. Cependant il paroît qu'ils employoient ordinairement pour paver, les cailloux, *filices*. Sous quel nom ils ont compris le filex proprement dit, & le quarts roulé, qui tous deux font feu avec le briquet, caractere qui leur a fait donner par les Anciens le nom de *filex*, caillou. « Les chemins
» étoient autrement pavés dedans la Ville de
» Rome, & autrement par les champs, car
» dedans Rome on y pavoit ordinairement de
» cailloux ; mais dehors par les régions d'Italie,
» on pavoit & de cailloux & de gravois ; de
» cailloux en certains endroits, & de gravois
» en d'autres (1). »

Onuphrius Panuinus avoit auparavant attefté la même chofe : *Pofteà autem tàm extrà quàm intrà urbem vias filice ftratas fuiffe, earum, quæ adhuc tota Italia fuperfunt, veftigia indicant ;* & ailleurs il dit encore d'une maniere non moins expreffe:

---

(1) Bergier. Hift. des gr. chem. de l'Empire Romain, *pag.* 130. Ouvrage qu'on ne fauroit trop confulter lors qu'il s'agit de faire de grands chemins.

expreſſe : *Primum , ut dixi , in urbe tantum fi-*
lice ſternebantur , extrà verò glareâ : ut ex Ti-
bullo & Plinio conſtat. Poſterioribus verò tem-
poribus , omnes ſilicibus ſtratæ fuerunt. In urbe
Româ (1), Tibulle dit , *hic apta jungitur arte*
filex (2). Le même Onuphrius aſſure qu'il a entendu de quelques - uns , qu'ils avoient vu deux
montagnes en la campagne de Rome, du ſein
deſquelles on avoit tiré les pavés de la voie Appienne , pavés ſemblables au fer en dureté & en
couleur ; *ex quibus ſaxa illa coloris duritieique*
ferreæ excindi eſſent ſolita (3). Ces pavés de la
voié Appienne me paroiſſent être de la vraie lave.

Il n'eſt pas de doute que par le mot de caillou
ou *filex* , les Anciens n'aient déſigné le quarts
ou le filex proprement dit des Auteurs moder-
nes ; car on a entendu par le nom de caillou ,
ſuivant le témoignage d'Iſidore , une eſpece de
pierre la plus dure de toutes , que les Latins ont
appellé *filex* , *à ſaliendo ſeu exiliendo* , à cauſe
qu'étant frappée par le fer , elle fait , pour ainſi
dire , jaillir le feu hors de ſon ſein. *Silex eſt lapis*
durus , dit Iſidore , *eò quòd exiliat ignis ab ipſo*
dictus. Le célebre Albert nous confirme encore
la même vérité. *Cæterum veteres huic operi ſili-*
cium lapidem egregiè probaverunt (4).

Quoique les Romains préféraſſent les vrais cailloux aux autres pierres , cependant ils ne les ad-

(1) *Cap.* De viis romanis , extrà urbem.
(2) Tib. *liv.* 1. *Eleg.* 8.
(3) Onuphr. *lib.* 1. Comment. Reip.Rom. &c.
(4) *Lib.* 4. De re ædific. *cap. 6.* Alb.

E

mettoient pas indifféremment ; un choix judi-
cieux les dirigeoit. Ils préféroient « ceux qui
» avoient certaines veines & cavités raboteufes,
» non propres à recevoir une parfaite poliffure ;
» ce n'eft pas que ce genre de caillou fût plus
» dur que les autres , mais pour ce qu'il étoit
» moins gliffant fous les pieds des hommes &
» des chevaux , & appelloient tels cailloux
» *fiftulofos* (1) ». C'eft ce que veut dire le docte
Léon - Baptifte Albert de Florence , célebre par
de profondes connoiffances en Architecture : *Ve-*
teres huic operi filiceum lapidem egregiè proba-
verunt inter filices fiftulofos (2) *commodior*
non quia durior , fed quia veftigiis minùs lubri-
cus (3). A préfent on peut négliger cette petite
attention , foit parce que les cailloux caverneux
ne font pas communs , foit parce qu'ils durent
moins que ceux qui font entiérement folides ;
d'ailleurs , il n'y a pas dans nos cailloux des différences bien fenfibles à la fuperficie ; le nombre
& la qualité des afpérités de leur furface font à
peu près les mêmes.

De toute cette difcuffion , il réfulte que les
cailloux qu'on trouve fur les rives du Rhône & de
la Saône , à une certaine diftance , font la matiere la plus fimple , la plus folide , la plus commode & la moins coûteufe de paver les rues ,
les quais & les places de la Ville de Lyon. Cette
pierre étant la plus dure des pierres , & confé-

(1) Bergier , Hift. des gr. ch. de l'Emp. Rom.
(2) Ce font des pierres à fufil caverneufes.
(3) Alb. *lib.* 4. de re ædific. *cap.* 6.

quemment la plus folide. On la trouve aux environs de Lyon ; elle eft donc la plus commode ;
il ne faut que fe baiffer pour la ramaffer, elle
eft donc la moins coûteufe , comme il a été
prouvé.

La matiere que nous avons déterminée comme
la meilleure pour paver les Villes , & fur-tout la
plus économique , eft le cailloux de quarts, parce
que cette fubftance eft prefque par - tout très-
commune. Nous convenons cependant que plufieurs laves & plufieurs bafaltes font auffi bons ,
ou fi l'on veut , préférables à quelques égards ,
mais ces matieres ne fe trouvent qu'en un très-
petit nombre d'endroits , & on ne pouvoit les
prefcrire , ni en faire l'objet principal des recherches.

Il paroît encore plus , d'après l'infpection des
traces qui nous reftent de quelques-uns des anciens chemins des Romains , qu'il y en avoit où
les laves & bafaltes avoient été employés. Ne
connoiffant pas la nature de cette pierre, les Auteurs anciens la défignoient par fa dureté , en
difant que c'étoit une pierre plus dure que le fer ,
ainfi que nous l'avons vu plus haut. On fera bientôt convaincu de cette vérité , fi on examine l'ancienne voie Appienne qui traverfoit les marais ,
& qui eft actuellement découverte & rendue
auffi belle que commode dans une longueur de
26 milles , depuis l'antique Pont d'Adrien jufqu'au grand Pont du côté de Terracine où finif-
fent les travaux entrepris pour le defféchement
de cette contrée.

Toutes les rues d'Herculanum (1) étoient pavées des laves du Véfuve ; fes rues étoient tirées au cordeau , & avoient de chaque côté des banquettes ou parapets & trottoirs pour les gens de pied , tels qu'on en voit dans les rues de Londres (2).

Naples eft prefqu'entiérement pavée de laves. La Ville d'Agde en Languedoc eft non feulement pavée de laves , mais encore toutes fes maifons en font conftruites. Il y a encore d'autres endroits qui font pavés de cette même matiere.

La cour du Palais de l'Electeur Palatin à Duffeldorff eft pavée d'une lave qui reffemble exactement à celle de l'Etna & du Véfuve ; on la tire d'une carriere appartenant à l'Electeur , à Unkel , entre Bonn & Coblence. A Bonn le pavé eft de lave , comme l'a obfervé M. William Hamilton dans une lettre à Sir Jolsn Bringle , fur les traces de volcan qu'il a reconnues le long du Rhin (3). Quand M. Hamilton arriva aux portes de Cologne , il fut frappé d'une grande quantité de colonnes de bafalte qui fe trouvoient dans les murs ; il

(1) On fait que cette Ville fut abîmée toute entiere le 24 Août de l'an 79 ou la premiere année de l'Empire de Titus , par une éruption du Véfuve.

(2) Nous dirons ici en paffant que les maifons d'Herculanum étoient d'une architecture affez uniforme, & que les murs étoient peints à frefques. Les fenêtres étoient ordinairement fermées de bois pendant la nuit , & ouvertes pendant le jour , le verre qu'on a trouvé à bien peu de maifons étoit très-épais. *Antiq. de Marechal.*

(3) Tranfactions philofoph. *premier Art. T.* 68.

remarqua qu'il y en avoit de pareilles dans les
rues, en forme de piliers, & aux portes de toutes les maifons. On les tire de la carriere d'Unkel,
où la Ville de Cologne a depuis long-temps le
droit de prendre autant de pierres qu'elle en a
befoin pour fon ufage. En allant à Bonn, cet
Obfervateur examina le *Seven-Bergen*, ou les
fept montagnes, à deux lieues de la Ville, & il
fut frappé de leur forme volcanique. Il trouva
dans les murailles & dans les rues de Bonn autant de bafalte qu'il en avoit vu à Cologne ; le
pavé eft de lave. La pierre dont on fait généralement ufage eft un tuf volcanifé comme celui
de Pianufa près de Naples, & de l'efpece qu'on
appelle *piperno* en Italie (1).

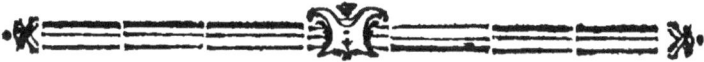

CHAPITRE II.

De la bafe des pavés.

DEs fondements folides & inébranlables
font néceffaires dans toutes les parties de l'Architecture ; cette vérité eft trop certaine pour l'établir
ici. J'ofe dire qu'une des caufes principales de la
dégradation rapide qui arrive à tous les pavés,
eft le défaut de précautions relatives à cet objet,
il femble même qu'on ait par-tout oublié ou mé-

(1) Tranfactions philofoph. *premier Art. T. 68.*

connu ce principe , qu'il fuffit cependant de propofer pour le voir admis univerfellement. Si la
bafe fur laquelle on conftruit le pavé n'eft pas
ferme, la preffion continuelle que les charrois
exercent fur les différentes parties du pavé, en-
foncera plus ou moins les cailloux ; de-là les
creux , les ornieres , & toutes les efpeces de dégradations poffibles qui vont toujours en augmentant.

Il eft certain que c'eft-là la caufe deftructive
du pavé qui agit le plus fouvent, parce que journellement le mouvement des voitures , le poids
des charrettes prodigieufement chargées , tendent continuellement à enfoncer dans la terre les
pavés , & à produire conftamment ces inégalités
de niveau , ces vides & ces creux qui ruinent abfolument toutes les rues & les places.

Afin que la maniere de paver foit la plus folide , il eft de la derniere néceffité d'affermir la
bafe. Il y a des moyens compliqués & plus coûteux qui fe préfentent d'abord à l'efprit , parce
que le fimple ne vient jamais qu'en dernier lieu ,
ainfi que l'expérience de tous les jours le prouve.
Mais comme on demande avec raifon une maniere fimple , commode , folide & peu coûteufe , je ne propoferai point de former un beton fous le pavé , encore moins de bâtir en
pierres le fondement , ou autres moyens équiva-
lents ; ce feroit s'éloigner des vues de l'Académie.

Ma méthode fera la plus fimple , la plus folide
& la moins difpendieufe. Elle confifte à faire

les déblais ou les remblais jugés néceſſaires, à battre fortement le lit du pavement, pour comprimer la terre ſur laquelle on établira le pavé, par le moyen d'une percuſſion réitérée, opérée avec le ſecours d'un inſtrument appellé la *demoiſelle* ou la *hie*. Cet inſtrument doit avoir environ quatre pouces de baſe. Si, pour accélérer l'ouvrage, on augmentoit l'étendue de cette baſe, il y auroit moins de ſolidité ; la percuſſion, v. g., ſur quatre pouces quarrés produit un effet quadruple, de celle qui ſeroit opérée par un battoir de huit pouces quarrés.

L'uſage de la hie quarrée paroît préférable à celui de la ronde. Celle-ci laiſſe des intervalles entre les interſeÄions de ſes coups, leſquels n'étant point frappés, ſe ſoulevent par la preſſion des corps environnants. Il ne ſuffit pas que la hie ou demoiſelle ſoit quarrée, il faut que chaque coup recouvre d'un quart le coup précédent ſur une ligne en travers, & que le rang d'une ſeconde ligne recouvre pareillement d'un quart le rang de la premiere ligne. Il faut encore que la hie frappe d'aplomb, car ſi elle étoit inclinée, une arête de ſa baſe pénétreroit le terrein avant que l'arête parallele pût y atteindre ; l'effet qui en réſulteroit ſeroit de ſoulever ce terrein d'un côté. Si le terrein eſt un peu humide, la ſolidité ſera plus grande.

Il faut battre la terre juſqu'à ce qu'elle ſoit bien raffermie, que ſes parties ſoient les plus rapprochées qu'il ſoit poſſible, que la terre ait acquis une certaine fermeté, une ſolidité très-fenfible , comme il arrive , par le laps du temps, à tous les fentiers battus. Cette opération ne doit pas être la feule ; il eft à propos enfuite de répandre fur cette efpece de terre ferme du gros gravier , au moins deux pouces de hauteur , & de recommencer à battre avec la hie le gravier , jufqu'à ce qu'il foit comme noyé dans la terre ferme , & que le tout ait acquis par cette union une nouvelle confiftance. On peut y mettre auffi des recoupes de pierres qui feront très-bonnes , mais je n'ofe guères permettre des décombres & platras , parce qu'ils font ordinairement mauvais. Il feroit à fouhaiter qu'on mît encore deffus la premiere , une feconde couche de gravier d'un pouce , qu'on battît celle-ci , mais moins que celle-là. Alors on auroit une bafe ferme & inébranlable , que la preffion exercée fur les pavés ne pourroit faire fléchir ou enfoncer. On ne verroit plus à l'avenir aucun trou, ni creux , encore moins des ornieres ; fi cependant on en appercevoit malgré ces précautions , il eft sûr que le nombre en feroit beaucoup plus petit. Et voilà , je crois la bafe la plus fimple , la plus folide & la moins coûteufe qu'il foit poffible d'imaginer.

Les Romains , fi favants dans l'art de paver , ont fuivi une méthode analogue à celle qu'on vient de prefcrire , comme on va le voir par plufieurs témoignages d'Auteurs anciens. Papinius Statius dit :

Alto

i *   * .   .   .   .   *Alto*
Egeſtu penitùs cavare terras.
Mox hauſtas aliter replere foſſas ;
Et ſummo gremium parare dorſo.
Ne nutent ſola, ne maligna ſedes,
Et preſſis dubium cubile ſaxis.

Le mot de *pavimentum* vient d'un ancien verbe
qui eſt à préſent de peu d'uſage, *pavire*, lequel
ſignifie, *tundere*, *ferire*, battre, frapper, « à
» cauſe que, pour faire un pavé qui ſoit durable,
» il eſt beſoin de le battre & maſſiver à force de
» coups, de quelque matiere qu'il puiſſe être.
» *Pavimenta enim ſunt à pavire quod ferire*
» *ſignificat, quia fiebant, ut fiunt è lapidibus,*
» *& teſtulis benè percuſſis addita calce.* » (1).
Pline dit : *in Italia fiſtucis pavita*, c'eſt-à dire,
battus & frappés à coup de hie (2). L'aire pré-
parée, les Romains formoient quatre couches
différentes de matieres. La premiere dite *ſtatu-
nien*, formée de pierres ou cailloux de forme
ronde ou plate, unis enſemble avec de la chaux
& du ciment ; la ſeconde couche de maçonnerie
ſe faiſoit de pluſieurs moilons ou pierres caſſées
& mêlées avec de la chaux, on la nommoit *rudus* ; & la conſtruction exigeoit des coups de hie
ou battoir pour l'affermir & applanir. *Statumi-*

---

(1) Franc. Mar. Grapaldus, de partibus ædium. *lib.* 2.
cap. 1.
(2) Plin. *lib.* 36. Nat. Hiſt. *cap.* 25.

F

nationibus inductis ruderetur, &c. dit Vitruve.
Sur ce terraſſement ou rudération, on faiſoit un
ciment pour troiſieme couche, lequel on com-
poſoit de briques, de tuiles pulvériſées, &c.
mêlées avec de la chaux ; on l'appelloit *nucleus*.
Enfin, la quatrieme couche étoit les quarreaux
ou pierres taillées que les Anciens connoiſſoient
ſous le nom de *ſumma cruſta*. C'eſt ce qu'on a
découvert en pluſieurs rues & chemins conſtruits
par les Romains, lorſqu'on a fait faire des fouil-
les pour connoître les matieres dont ils étoient
compoſés, le nombre des couches & l'arrangement des matériaux. Non-ſeulement dans les
rues & chemins, ils obſervoient de mettre les
quatre couches dont nous avons parlé, mais encore dans les rez-de-chauſſées des maiſons, &
ce qui eſt plus étonnant, ſur les planchers de
ces édifices, comme Bergier l'a prouvé dans ſon
excellent ouvrage (1). Les Romains ont donc
toujours regardé la baſe des pavés comme néceſſaire ; auſſi Vitruve donne-t-il le nom de *ſta-*
tumen à toute matiere capable d'en ſoutenir
une autre, & de lui ſervir de fondement. Pline
ſe ſert du verbe *ſtatuminare* dans le même ſens.
In ſolutione terrâ ſepibus firmari. Ora utrinque
lapidibus ſtatuminare. (2).

_____

(1) Bergier, *liv.* 11. *pag.* 349.
(2) Plin. *lib.* 18. *cap.* 6.

CHAPITRE III.

De la figure particuliere de chaque pavé.

SI l'objet de nos recherches étoit de trouver
la figure la plus propre à donner aux pavés la
plus grande folidité poffible , fi nous pouvions
imprimer aux matieres les plus dures la forme
la plus convenable , avec une égale facilité , &
fi la dépenfe n'étoit point un objet qui dût
nous arrêter , nous confulterions la Géométrie
& nous fuivrions exactement fes oracles. Mais
on demande la méthode la plus fimple , la plus
folide , la plus commode & la moins coûteufe
de paver la Ville de Lyon ; ainfi , comme on
ne pourroit, fans une trop grande dépenfe, donner à chaque pavé une figure réguliere , il faut
abandonner à regret le flambeau de la Géométrie. Cependant , puifqu'on ne doit jamais s'éloigner que le moins qu'on peut des principes &
de la perfection, lorfqu'on eft forcé de le faire ,
il eft néceffaire de rappeller en peu de mots ce
que les fciences géométriques établiffent de certain ; ces fciences étant appellées avec raifon
triomphantes , parce qu'on n'y difpute point ,
dit quelque part M. Montucla dans fon hiftoire
des Mathématiques.

Toutes les figures poffibles font régulieres ou

irrégulieres. Mille raisons se présentent pour exclure celles-ci qui sont peu susceptibles de discussions géométriques , & qui d'ailleurs exigeroient une perte de temps infinie dans leur arrangement respectif. Les figures régulieres sont les seules qui méritent la préférence , parce que tous leurs côtés & tous leurs angles étant de la plus parfaite égalité , elles peuvent être mises les uns à la place des autres , ce qui diminue prodigieusement le temps employé à l'assemblage.

Il faut encore que ces figures régulieres soient telles qu'étant réunies dans un même plan , elles ne laissent aucun vuide entr'elles , ou qu'elles remplissent exactement l'aire qu'on veut couvrir & paver. Pour cet effet , il est nécessaire que plusieurs angles plans de ces figures puissent remplir parfaitement l'espace qui est autour d'un point donné , ce qui ne peut avoir lieu qu'autant que leur somme vaudra précisément quatre angles droits ; puisque plusieurs lignes s'entrecoupant toutes à un point , la somme de tous les angles formés de part & d'autre , vaut quatre angles droits , étant mesurée par la circonférence entiere du cercle.

Si on ne veut se servir que des figures de même espece , comme cela est plus naturel , alors il ne faut employer que des triangles équilatéraux , ou des quarrés , ou bien des exagones , parce qu'il n'y a que ces trois sortes de polygones réguliers de même espece , dont les angles plans puissent remplir exactement l'espace qui est autour d'un point donné , savoir ; six trian-

gles équilatéraux , quatre quarrés & trois exagones réguliers , ainfi qu'il eft démontré dans un
des théorêmes de Géométrie. En affortiffant des
polygones réguliers de différente efpece , on
peut encore remplir exactement un efpace donné autour d'un point , en employant , par exemple , un triangle équilatéral & deux dodecago-
nes , ou un angle de quarré & deux angles
d'octogone , ou deux angles d'exagones réguliers avec deux angles de triangles équilatéraux.
Malgré cela , tout le monde fera affez généralement d'avis qu'il ne faut pas fe fervir dans les
pavements des figures régulieres de différente efpece , parce qu'il y a une perte de temps con-
fumé à choifir les échantillons , &c. Ainfi , il faut
fe borner aux figures régulieres de même efpece.

Mais à quel des trois polygones réguliers de
même efpece qui peuvent fervir à couvrir exactement une aire , faut-il donner la préférence ? Il
paroît d'abord qu'on doit exclure le triangle équilatéral , parce que chacun de ces angles n'étant
que de foixante degrés , ils font trop aigus &
plus faciles à fe brifer que ceux des autres figures;
ainfi on ne trouveroit pas la folidité dans cette
forme de pavés. D'ailleurs , le triangle équilatéral étant fuppofé ifopérimetre avec le quarré &
l'exagone , il renferme trop peu de furface ref-
pectivement à celle des deux autres figures. Par
cette double raifon , il paroîtroit que l'exagone
devroit être choifi en abandonnant le quarré ,
parce que l'angle de l'exagone étant de cent vingt
degrés , eft plus grand que celui du quarré , &

que , à circuit égal, l'aire du quarré eft moindre que la furface de l'exagone ; mais il y a d'autres confidérations d'un grand poids qui militent en faveur du quarré (1).

Les figures dont nous parlons ne font pas de fimples furfaces, ce font des folides qui ont une épaiffeur notable. Alors , au lieu du quarré & de l'exagone , nous avons deux polyedres dont l'un fera un exaëdre (fa hauteur étant fuppofée égale au côté du plan générateur) & l'autre fera un prifme exagonal. Or , il eft évident que la longueur du temps & la dépenfe néceffaires pour tailler des cubes ou exaèdres , font bien moins grandes que lorfqu'il s'agit de donner la forme à des prifmes exagonaux, car dans le cube il n'y a que huit angles folides , & dans le prifme exagonal il y en a douze. Il faudra donc un tiers de temps de plus pour tailler cette derniere figure , & conféquemment une plus grande dépenfe. De plus , dans le prifme exagonal , il y

---

(1) Les pavés de la voie Appienne , la premiere de toutes , étoient des quarreaux de 4 à 5 pieds de face , taillés à la regle & à l'équerre , polis & unis enfemble avec tant d'art , qu'à peine en voyoit-on les joints.

Le Marquis de Carraccioli , Vice-Roi de Sicile , dans une lettre à M. d'Alembert , & écrite de Palerme le 15 Octobre 1781 , dit : " On a déjà commencé à paver la Ville ,, toute en pierres quarrées , le triple plus grandes que ,, celles de Paris , tandis qu'auparavant il n'y avoit que ,, les deux principales rues qui le fuffent , toutes les au- ,, tres étoient en cailloux. Dorénavant elles feront toutes ,, pavées en grand , proprement tenues "

à huit faces, deux exagones & fix parallelogram-
mes rectangles. Je pourrois encore ajouter d'autres conditions fi celles-là n'étoient pas fuffifantes. De ces principes, il fuit donc que dans la
pratique on doit donner la préférence au cube
ou exaëdre, c'est-à-dire, au prifme quadrangulaire, fur le prifme exagonal, lorfqu'on taille
les pavés.

Si la matiere dont on fe fert n'eft pas trop
abondante, il arrive on quelques endroits qu'on
donne à chaque pavé la figure de parallelipipede-
rectangle, parce qu'il y a alors ordinairement
moins à retrancher dans chaque morceau qu'on
fe propofe de tailler, & l'économie eft plus
confultée dans ce cas que la régularité des figures.
Auffi, la plûpart de celles ci différent-elles en
grandeur.

Les difcuffions précédentes ne peuvent être in-
différentes à la Ville de Lyon, puifqu'il y a quelques places & plufieurs quais qui font en partie
pavés avec de pierres plates d'Anfe & de Tournus en Bourgogne. Mais comme ces pierres ne
font ni de quarts ni de filex, lefquels font les
feules matieres que nous avons prouvé dans le
Chapitre premier devoir être admifes, il s'enfuit
qu'il faut fe borner à paver de ces pierres les endroits où les voitures ne paffent pas, les lieux
les moins fréquentés, & encore uniquement fur
le bord des maifons. Il y a apparence que le
coup-d'œil flatté, a été une des raifons qui a in-
troduit cette innovation, & l'indulgence qu'on
doit avoir pour ce qui regarde les embeliffements

d'une Ville , exige que les fciences ne foient pas trop féveres dans leurs profcriptions.

Puifque les rues doivent en général être pavées avec des cailloux de quarts & de filex , matieres très-dures , ainfi que nous l'avons prouvé , & que cette grande dureté empêche abfolument qu'on ne puiffe tailler les cailloux , il faut donc fe réfoudre à voir le pavement des rues formé de figures irrégulieres qu'on tâchera d'affembler le mieux qu'on pourra. Il eft à la vérité poffible de tailler les cailloux , mais les dépenfes feroient exorbitantes , & l'avantage qu'on en retireroit ne feroit point , il s'en faudroit de beaucoup , proportionnel au prix qu'il en auroit coûté ; c'eft pourquoi l'Académie demandant la maniere la moins difpendieufe , il faut entiérement abandonner l'idée de donner aux cailloux une forme réguliere.

Les Romains , qui ne chercherent jamais l'économie dans leurs ouvrages publics , employerent pour paver leurs principales rues & leurs voies les plus belles , des cailloux que « par une » magnificence & dépenfe incroyable , dit Ber- » gier , on tiroit par grands quartiers du ventre » des rochers les plus durs , lefquels on tailloit » par après , non à l'aventure à coups de mar- » teaux , mais au cifeau , à la regle & à l'ef- » quierre , pour les joindre en la furface des » chemins comme pierres de tailles en maffon- » nerie. De tels quarreaux ont été pavés quel- » ques grands chemins , tant en Italie que par

» les

» les Provinces. » C'eſt ſur pluſieurs autorités qu'eſt appuyée cette aſſertion. Procope parlant de la rue & de la voie Appienne qui étoit pavée de pierres taillées d'une forme réguliere , dit : *Siquidem Appius ex aliâ & longinquâ tunc ut reor regione exciſos lapides , & hos quidem ſili-ceos , ac ſuopte ingenio duriſſimos , in hanc viam vehendos curavit : quos planos deindè ac lœves redditos & quadratos inciſione faĉtos jun-xit & in ordine locavit* (1). Livius faiſant men-tion d'un chemin qui conduiſoit au Temple de Mars , s'exprime ainſi : *Semitamque ſaxo qua-drato ad Martis œdem Capena porta ſtraverunt.* Le doĉte Lipſe nous apprend que les quarreaux employés par les Romains à paver étoient de trois, quatre & cinq pieds de face en quarré. *Conſpi-ciuntur hodiè tales id eſt plani , quadratique diverſâ magnitudine : trium, quatuor , quinque etiam pedum quaqua verſus* (2). Voilà ce qu'ont fait les Romains , mais en cela il faut avouer que leur exemple eſt plus admirable qu'imitable : *Sunt miranda magis hodiè quàm imitanda* (3). Cependant les rues communes dans Rome mê-me étoient pavées de cailloux ordinaires non taillés mais briſés , & il n'y avoit que les gran-des & principales rues où la magnificence ro-maine étoit déployée dans toute ſon étendue.

Puiſque nous avons une matiere excellente ,

---

(1) Procop. *lib.* 1. de Bello Gothico.
(2) Lipſ. *lib.* 3. De Magnit. Rom. *cap.* 10.
(3) Lipſ. loco ſuprà citato.

celle des cailloux quartreux ou filiceux, qu'on ne
peut tailler à caufe des dépenfes incroyables
qu'il en coûteroit pour cet objet, il eft donc
néceffaire d'employer ces cailloux avec la forme
que la nature ou plutôt le roulement leur a donnée. Mais dans la grande abondance de cette
matiere, on doit bien fe garder d'admettre tous
les cailloux qui fe préfenteront au hafard ; on
doit au contraire choifir avec foin, ceux qui auront la figure la plus convenable à un bon pavé.

D'abord on doit préférer les cailloux les plus
grands & rejeter abfolument ceux qui n'auroient
pas cinq pouces de hauteur ; les pavés de cinq à
fix pouces de queue ou plus font les meilleurs.
Lorfqu'on les choifira dans les endroits d'où on
les tire, on aura toujours foin d'en faire deux
tas ; dans l'un feront les grands, & dans l'autre
les petits. On les tranfportera enfuite fans les
mêler, cela donnera plus de facilité à fuivre la
meilleure maniere de paver que nous indique-
rons en fon lieu. Le choix fera fait avec plus de
facilité fur le rivage, & dans l'endroit primitif,
que dans la place ou la rue, où on perdroit un
temps précieux à faire cette opération, ce qui
d'ailleurs retarderoit beaucoup l'ouvrage.

Tous les cailloux dont la figure totale feroit
trop irréguliere doivent être également répudiés.
Suppofons qu'un caillou qui auroit fix ou fept
pouces de queue ou de hauteur, eût mille inégalités confidérables fur fa furface, alors, malgré fa grandeur, il faudroit le rejeter, parce
qu'il ne fe marieroit pas avec les autres cailloux,

qu'il y auroit entre lui & ceux qui l'environne-
roient de grands vuides , lesquels sont les plus
grands obstacles à la solidité d'un pavement.

Afin que le pavé soit durable , il est nécessaire
que le contact des surfaces latérales de divers
cailloux soit le plus grand possible , comme nous le
prouverons bientôt : *vis unita fit fortior* , & pour
cet effet , il faut que les surfaces latérales soient
les moins irrégulieres qu'on pourra les choisir.
Une autre attention qu'on doit avoir dans le choix
des cailloux , c'est de prendre ceux dont la figure
approche de celle d'un coin , qui aient une tête
plus large que l'extrémité opposée , sans que la
différence soit trop considérable , de telle sorte
que la diminution ne soit pas beaucoup sensible.
Il semble que la nature nous ait indiqué cette figure , car les cailloux en forme de coin sont les
plus communs. L'ordre méthodique exige que
nous différions de donner la raison de ce pré-
cepte qui se trouvera dans le Chapitre suivant.

Il est inutile d'avertir qu'on ne doit point admettre les cailloux sur la surface desquels on
apperçoit des veines d'une matiere & d'une couleur différente de celle du fond. L'expérience
prouve que ces cailloux ne font pas de longue
durée , mais se fendent bientôt , sur-tout en hiver , ce qui occasionne un dérangement qui se
communique assez rapidement à la ronde , &
produit une dégradation considérable dans le
pavé.

Un caillou naturellement de forme longue ,

à large tête (1) & à queue pointue , fans irrégu-
larités latérales trop fenfibles , fans veines , &
dont les points de contact feront les plus multi-
pliés qu'il fera poffible , eft certainement celui
dont la figure eft la plus fimple , la plus folide ,
la plus commode & la moins coûteufe pour paver
les rues , les quais & les places des Villes , fur-
tout quand la meilleure matiere & la plus dure
fe trouve jointe avec la forme la meilleure , comme cela paroîtra encore mieux par ce qui nous
refte à établir. Ces cailloux de choix feront employés fur-tout dans les rues les plus fréquentées , parce qu'étant plus expofées à être dégra-
dées , il eft néceffaire de les affermir davantage
contre les caufes journalieres de deftruction.
Quant aux rues moins fréquentées , on pourra
être moins difficile dans le choix , fur-tout fi les
pavés doués des conditions requifes ne font pas
affez communs.

_____

(1) Mais d'une fuperficie moyenne , afin que les interftices ne foient pas trop grands , ce qui rendroit moins
facile le roulage des voitures , dont les roues d'ailleurs
auroient plus de prife pour ébranler les pavés.

CHAPITRE IV.

De l'arrangement des pavés entr'eux.

IL ne ferviroit de rien d'avoir des pavés de la meilleure matiere & de la meilleure forme , fur une bafe de la plus grande folidité , fi l'arrangement refpectif des pavés entr'eux & relativement à l'aire qu'on doit couvrir n'étoit bon. C'eft bien le cas d'appliquer ici cet axiome fi commun , *bonum ex integrâ causâ , malum ex quocumque defectu.* Auffi , c'eft à un excellent affemblage des pavés que les Romains portoient principalement leur attention , & c'eft auffi à cette qualité que leurs voies ont dû cette folidité qui a étonné les fiecles fuivants. Procope , dans le premier livre de *Bello Gothico* , au rapport de Bergier , dit en parlant de la rue & de la voie Appienne , « Qu'en cela elle étoit admirable , que les grands » quarreaux dont elle étoit pavée (qui font de » nature de caillou le plus dur qu'Appius avoit » pu trouver) ont été charroyés & amenés fur » les lieux , de quelque carriere fort éloignée » de là , & qu'il les fit efquarrir , polir & ap- » planir à coups de cifeaux , puis joindre en- » femble fi juftement , fans y entreméler ni mé- » tail , n'autre matiere , qu'à peine en voit-on » les jointures : & qu'à les contempler , on juge-

» roit qu'ils n'ont pas été là couchés & agencés
» de main d'homme, mais que c'eft de nature
» qu'ils font ainfi arrangés & venus au monde.
» Et quoique depuis tant de fiecles ces quar-
» reaux aient été continuellement frayés par le
» charroi, ils n'avoient toutefois jufqu'à fon
» temps (c'eft-à-dire, plus de 850 ans après)
» en rien été dejoints ni ébranlés de leur pre-
» miere affiette, n'étoient aucunement rompus,
» & n'avoient rien perdu de leur poliffure (1). »
Dans Lipfe on lit ces paroles remarquables :
*Cætera de juncturá & firmitate, utque unum
corpus appareant* (2).

On peut arranger les pavés entr'eux de trois
façons, de maniere que chaque revers au côté
de la rue depuis les maifons jufqu'au ruiffeau,
forme un plan horifontal, ou un plan incliné,
ou enfin une efpece de courbe convexe. De ces
trois méthodes, la premiere eft fans contredit la
plus mauvaife. Elle eft d'abord la moins durable, car dans peu on voit le pavé affaiffé dans
le milieu de chaque revers, & conféquemment
bientôt dégradé. De plus, les eaux de pluie de-
viennent ftagnantes dans toute l'étendue d'une
rue, l'écoulement ne pouvant fe faire ; & les
rues font dans ce cas toujours pleines de boue.
Ainfi cet arrangement, felon un plan horifontal, étant auffi oppofé à la folidité du pavement
qu'à la propreté des rues, doit être abfolument

---

(1) Bergier, *pag.* 210. & 131.
(2) *Lib.* 3. De magn. Rom. *cap.* 10.

profcrit. Plufieurs perfonnes ont obfervé avec raifon que le peu de pente des rues de quelques Villes étoit la caufe qu'en hiver il y avoit beaucoup de boue.

Dans la méthode du plan incliné , le dernier de ces inconvéniens n'a pas lieu , l'écoulement des eaux fe fait très bien ; mais le premier fubfifte toujours , le pavé s'affaiffe en cédant à la preffion journaliere que le poids des voitures & des charrettes exerce contre les cailloux. Cette dégradation eft d'autant plus inévitable , que la caufe comprimante attaque en particulier chaque caillou , & que l'effort de la puiffance , au moins l'effort répété , étant de beaucoup fupérieur à la réfiftance de l'obftacle , en devient bientôt victorieux. Chaque pavé n'a de force que par fa liaifon avec ceux qui l'environnent ; fi on effaie , à l'aide d'une grande puiffance méchanique , d'en comprimer plufieurs à la fois , on ne réuffira pas ; tandis qu'avec la même force on en viendroit à bout fi on exerçoit la preffion fur un , deux ou trois cailloux : c'eft bien le cas du *vis unita fit fortior.* J'aurois bien des affertions géométriques à établir fur le plan incliné des rues , mais cet objet ne me paroît être ici qu'un acceffoire que j'omets à deffein.

Lorfqu'on donne au pavé de chaque revers de rue la figure d'une courbe ou d'une efpece (1) de

___

(1) Nous difons une efpece de voûte , car elle doit tenir un milieu entre le plan incliné dont nous avons parlé , & une voûte réguliere , afin que l'eau s'écoule facilement des maifons aux rigoles qui font dans le milieu ; cette obfervation eft effentielle.

voûte, on a le meilleur arrangement poſſible, & conféquemment le plus ſolide ; il faut donc préférer cette conſtruction à toute autre. Dans une voûte toutes les parties ſe ſoutiennent mutuellement , aucune piece n'eſt iſolée , ni indépendante des autres , elles ont entr'elles le plus grand rapport poſſible. Exercer une preſſion ſur une partie de la voûte , c'eſt l'exercer ſur toutes; une portion ne peut céder que les autres ne cédent , & ſi l'une réſiſte efficacement , toutes les autres oppoſeront un effort également victorieux. Ces principes ſont de la derniere certitude , & même ils ont l'avantage d'être admis de tout le monde , de ceux qui ſont inſtruits, comme de ceux qui le ſont moins.

Cette vérité établie , il eſt donc indiſpenſable de donner une certaine courbure à chaque revers du pavé dans la direction des maiſons à la rigole. Tous les pavés de chaque ligne parallele à cette direction, formeront autant d'eſpeces de voûtes ou cintres; chaque pavé ſera une véritable voûte ; & comme toutes ces lignes cintrées ſeront unies entr'elles , ainſi que nous le dirons enſuite , toutes ces eſpeces de voûtes partielles n'en feront qu'une totale. La figure que nous avons choiſie dans les pavés en fait autant de vouſſoirs ; car on peut ſe rappeller que nous avons préféré les pavés ou cailloux d'une certaine longueur , dont la ſurface latérale fût la moins irréguliere , & avec une téte plus large que la queue, en un mot , des pavés en forme de coin (figure dont nous avons différé de donner

la'

la raifon dans le Chapitre précédent, & qui fe
préfente ici bien naturellement. Dans ce cas, ils
formeront comme d'eux-mêmes la voûte, &
plus ils feront ferrés entr'eux, plus l'arrangement fera durable.

Le pavement en voûte étant bien conftruit,
fuivant la méthode que nous établirons dans le
Chapitre fuivant, l'effort des puiffances comprimantes, bien-loin de détruire le pavé, ne fera
que le rendre plus folide, en produifant une
jonction plus parfaite entre les parties diverfes.
Et voilà l'effet des bonnes méthodes, les caufes
qui détruifent les ouvrages mal conftruits, ne fervent qu'à raffermir & à rendre plus durables
ceux qui l'ont été fur de bons principes. Le
mouvement des voitures & le poids des charrettes chargées contribueront à ferrer davantage
tous les vouffoirs ou tous les pavés entr'eux. Ils
produiront un effet femblable à celui de la *demoifelle* qui enfonce les pavés ; ils acheveront
& perfectionneront fon ouvrage. Si par le laps
du temps cet ouvrage fe détruit enfin, en s'affaif-
fant dans le milieu où le bombement étoit plus
grand, parce que tout eft périffable, il en ré-
fultera uniquement que le pavé conftruit felon
notre nouvelle méthode, après plufieurs années,
fera dans le même état où fe trouve le pavé neuf
conftruit felon les principes, ou plutôt felon la
routine vulgaire, & que fa folidité & fa durée
feront beaucoup plus grandes.

Afin que cette voûte pavée ait plus de fermeté,
il faut que les deux extrémités foient folidement

H

appuyées ; les deux pieds droits doivent être bien placés, parce que c'eſt ſur eux qu'en dernier effort la preſſion s'exercera. Or, rien de plus ſimple & de plus facile que de remplir cette condition. Pour cet effet, il ſuffit qu'on ait ſoin de placer les cailloux les plus longs du côté de la rigole (1). Alors, comme la rangée circulaire des pavés ſera appuyée par l'autre extrémité de l'arc contre les murs des maiſons, la voûte entière des pavés ſera bien ſoutenue dans ſes deux extrémités. On conviendra ſans peine que du côté des maiſons tout le revers du pavé ſera parfaitement appuyé ; & pour peu qu'on y réfléchiſſe, il ne le ſera pas moins du côté de la rigole, parce que tout le revers de la droite arcboutera le revers de la gauche, qui étant également appuyé ſur les murs de face des maiſons, ſera un appui ſuffiſant & réciproquement. Les deux revers de chaque rue feront donc l'effet de deux voûtes, en eſpeces de plans inclinés, qui s'appuient l'un & l'autre par leurs extrémités. L'effort de preſſion qui ſera fait ſur la courbure de chacune des deux, contribuera à ſerrer encore mieux leurs parties les unes contre les autres, & à les affermir davantage : *vis unita fit fortior.*

_____

(1) Il eſt à propos de mettre dans la chaîne de cailloux qui ſera le long de la rigole les cailloux, la tête en bas, afin de remplir le vuide que formeroit la derniere rangée, & d'aſſurer encore plus la ſolidité du pavement : on peut encore ſe ſervir de cette précaution ſoit dans la chaîne qui touche les maiſons, ſoit quelquefois alternativement dans les chaînes intermédiaires.

Il ne faut pas croire que dans toute l'étendue d'une rue, il ne doive y avoir que deux figures de voûtes, l'une formée par le revers de la droite, & l'autre par celui de la gauche. Quand même cette fuppofition auroit lieu, la folidité feroit toujours plus grande dans notre méthode que dans toute autre différente. Mais nous croyons devoir prefcrire d'établir une fuite de divers bombements en plans inclinés & peu fenfibles fur la longueur de chaque revers pour des raifons très-fortes. Comme les deux problêmes qui font le fujet de la queftion propofée ont entr'eux le plus grand rapport, la folution de l'un doit avoir avec l'autre une grande connexité, & c'eft par cette raifon que je fuis obligé ici de dire par anticipation deux mots qui ont rapport à la propreté des rues. Dans un inftant on verra que j'y étois forcé ; d'ailleurs, cela fervira à me faire mieux entendre.

Dans les allées de plufieurs maifons, il y a un ruiffeau qui fert d'égout commun, & qui fe décharge dans la rue. Si on n'a pas foin de former une petite rigole peu fenfible dans la partie du revers du pavé qui répond à l'iffue du ruiffeau de l'allée, les ordures qui s'en écoulent journellement faliront perpétuellement la rue dans toute fa longueur : cet inconvénient fera évité fi on forme des rigoles peu fenfibles qui fervent à conduire les eaux qui s'écoulent du ruiffeau de l'allée jufques dans la grande rigole qui eft au milieu de la rue. Cette méthode abfolument néceffaire pour la propreté des rues, eſt ſuivie dans beaucoup de Villes.

Cette ſuppoſition faite, il eſt clair que nous aurons encore un autre bombement, une autre courbure dans un ſens perpendiculaire au premier ; & que comme il en ſera ainſi, de diſtance en diſtance dans toute l'étendue de la rue, partout où le beſoin le demandera, on aura dans chaque revers de rue une ſuite de voûtes qui toutes s'arcbouteront ſoit entr'elles, ſoit avec celles de l'autre revers de la rue qui en ſera également compoſé. La ſolidité en ſera plus grandè, parce que ſi, dans un même eſpace d'une certaine étendue, il y a un ſyſtême combiné de différentes voûtes ou courbures, la réſiſtance aux preſſions ſera plus grande. Les puiſſances comprimantes ne peuvent être victorieuſes, parce que l'effort qu'oppoſe une courbe convexe eſt ſoutenu par toutes les autres courbes qui la contrebutent, & que l'une ne peut céder à la preſſion qu'autant que ſa voiſine céderoit. On en doit dire autant de celle-ci rélativement à une troiſieme, & ainſi de ſuite. C'eſt alors qu'on voit viſiblement que *vis unita fit fortior*. L'arragement que j'ai propoſé eſt donc le plus ſolide. Il eſt ſimple parce qu'il ne dépend que de l'aſſemblage des pavés déjà choiſis ; il eſt peu diſpendieux, car dans l'arrangement il n'en coûte pas plus de les placer d'une façon ou d'une autre. Et quand il en coûteroit plus, la ſolidité étonnante de cette méthode dédommageroit avec uſure du petit excès de dépenſe.

Il ne faut pas croire que les courbures dont j'ai
parlé foient confidérables, elles peuvent être fenfibles fans être trop grandes. Alors elles ne fati-
gueront ni les hommes ni les chevaux ; comme
l'expérience le prouve dans les pays où machina-
lement le pavé a été un peu bombé ; on s'y ac-
coutume à marcher fur ces fortes de plans, &
on ne s'apperçoit aucunement de la courbure.
D'ailleurs, d'un pas à l'autre la courbure eft in-
fenfible dans la demi largeur de la rue, & felon
la longueur elle eft nulle, parce qu'on dirige fes
pas felon une ligne droite.

On peut fe difpenfer d'avertir qu'en préparant
la bafe du pavement, il faut néceffairement donner au lit de chaque revers de rue la forme dont
nous venons de parler. C'eft à deffein que je n'en
ai point parlé dans le Chapitre fecond pour ré-
ferver ici cette obfervation. La bafe d'une rue
formant donc cette double fuite de voûtes, le
pavé qu'on y placera deffus l'aura néceffairement,
& de plus l'arrangement qu'on lui donnera fera
bien plus folide, parce que *vis unita fit fortior.*

J'ai cru qu'il étoit inutile de m'arrêter ici à des
difcuffions géométriques fur la nature de la courbe propre aux pavements, parce que cette figure
doit être exécutée par des Ouvriers qui n'enten-
droient abfolument rien à décrire une courbe
tranfcendante ; en agir autrement, ce feroit vou-
loir faire parade de Géométrie. Dans la pratique,
l'arc que les Ouvriers font fouvent former au revers de chaque rue eft fuffifant ; cette courbure
eft très-fenfible & facile à conftruire. Dans ce

genre, il n'y a pas de meilleur compas qu'un œil exercé. Le Jardinier, tous les jours, prépare des planches dans les carreaux de fon jardin qui ont un bombement bien marqué & une courbure qui plaît à la vue. Les Paveurs n'ont pas un befoin plus grand qu'eux de regle & de compas, pour tracer une figure courbe, mais dont la convexité ne foit pas beaucoup fenfible, comme celle qu'ils ont coutume de donner, mais qu'on a trop négligé depuis quelque temps dans différentes Villes, fur-tout à Paris, où après de grandes pluies on ne s'en apperçoit que trop. Des recherches particulieres m'ont fait connoître que la courbe la plus propre à chaque revers de rue approche beaucoup de celle que, par une pratique ordinaire, les Paveurs donnent aux rues ; courbe dont les trois conditions effentielles font que toutes les parties fe foutiennent mutuellement, qu'elles aient toutes une pente fuffifante vers le ruiffeau du milieu, & enfin qu'elle ne fatigue pas trop les hommes qui marchent & les animaux deftinés à charrier des fardeaux.

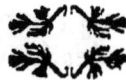

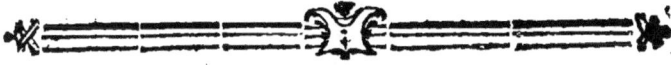

CHAPITRE V.

Tableau de la meilleure maniere de paver.

LA premiere chose à laquelle on doit porter
son attention, c'est de préparer le sol d'une rue
qu'on doit paver. Pour cet effet , il faut mettre
le sol à un seul niveau de pente, si le local le
permet. D'abord il faut une pente du haut de
la rue en bas, afin que les eaux s'écoulent par
la rigole du milieu. Elle ne doit pas être trop
sensible pour ne pas fatiguer les hommes & les
animaux. Ce sont les circonstances locales qui
doivent déterminer à faire la pente plus ou moins
grande , cela dépend des rues voisines dont les
eaux se rendent ou ne se rendent pas dans la rigole de la rue dont nous parlons ; & cela dépend encore de la position , ou de l'éloignement des cloaques ou égouts de différentes rues.
C'est à l'Ingénieur de la Ville , ou à l'Inspecteur
de la Voirie à déterminer cet objet aux Entrepreneurs ou aux Paveurs , comme cela se fait
dans la plûpart des grandes Villes. Si plusieurs
niveaux de pente sont nécessaires à cause du local
irrégulier & montueux , on aura soin d'éviter
toute différence trop sensible d'une partie de la
rue à l'autre.

Outre cette pente de haut en bas de la rue ,

il faut encore en ménager une autre à chaque revers depuis la face des maisons jusqu'à la rigole
du milieu. Il y a des endroits où cette pente est
d'un pouce (1) par pié dans les rues d'une certaine largeur. Lorsque les rues sont moins larges , on peut en donner moins. On observe aujourd'hui qu'à Paris il y a trop peu de pente , &
qu'après une pluie un peu forte , beaucoup de
rues , dont je supprime ici le nom , sont couver-
tes d'eau qui ne peut s'écouler , & alors on ne
peu passer qu'en voiture ou par-dessus des planches.

Les pentes déterminées , on fera les déblais
ou les remblais nécessaires, selon qu'il sera à
propos de baisser ou d'élever le pavé. Ensuite on
affermira le sol avec le battoir , ou la hie, ainsi
qu'on l'a prescrit dans le Chapitre premier. Cette
opération faite , on mettra un couchis du gros
gravier de deux pouces qu'on incorporera avec la
terre battue , par le moyen de fréquentes percus-
sions du battoir. Après on mettra un second couchis de petit gravier de deux pouces environ de
hauteur , qu'on pressera encore avec le même
instrument , mais moins que le gros gravier. On
ne manquera pas de donner à ce sol ainsi préparé , lequel est la vraie base du pavement , une
courbure en pente depuis les maisons jusqu'à
l'endroit

---

(1) Quelques-uns trouvent cette pente trop grande , à
cause des temps de gelée & de verglas ; on peut donc la
diminuer.

l'endroit où fera la rigole du milieu , & une autre courbure dans un sens perpendiculaire, devant toutes les allées des maifons où il y aura des rigoles domeftiques par lefquelles l'eau eft verfée dans la rue , & de-là dans la rigole publique du milieu de la rue , comme nous l'avons recommandé. Pardeffus ce fondement inébranlable , on mettra une forme de fable qui fera au moins de trois pouces.

On tendra enfuite des cordeaux à l'ordinaire , un fur-tout le long de la rigole du milieu ; c'eft-là qu'on rangera deux chaînes longitudinales de cailloux de fix à fept pouces de hauteur , & les plus larges de furface qu'on aura pu trouver. Après cet arrangement , on formera de diftance à autre dans toute l'étendue de chaque revers de rue, des chaînes tranfverfales de cailloux qui feront auffi choifis parmi les plus longs. Ces chaînes tranfverfales feront conféquemment perpendiculaires aux deux chaînes jumelles longitudinales , c'eft-à-dire , placées le long du ruiffeau du milieu de la rue. Ces chaînes tranfverfales font deftinées à empêcher que les pavés renfermés dans l'encadrement de deux chaînes , étant fuppofés dérangés , ne communiquent au loin la dégradation. Plus on multipliera les chaînes tranfverfales , plus le pavement fera folide.

Lorfqu'on placera les cailloux , on aura foin de les enfoncer par la queue ou par le côté pointu dans la forme de fable , & de frapper deffus la tête , pour qu'il entre fuffifamment dans les formes inférieures. On commencera à placer les

I

pavés par le bas de la rue en allant toujours vers
le bout le plus élevé. Chaque rangée de caillou
fera placée parallelement aux chaînes tranfverfales ; & on apportera la plus grande attention ,
1°. A ce que les furfaces latérales des cailloux fe
touchent dans le plus grand nombre de points
poffibles , relativement à leur fuperficie. Quand
le contact eft plus grand , le frottement lui eft
proportionnel; & dans ce cas, la réfiftance étant
augmentée , l'effort des puiffances comprimantes
eft moindre. Voyez ce qu'ont écrit fur le frottement Amontons, Defaguliers, Sgravefande ,&c.
2°. A ce que tous les cailloux foient très-ferrés
entr'eux dans tous les fens ; 3°. A ce qu'ils forment une efpece d'arc, de courbure ou de voûte,
conforme en tout point à celle de la bafe ; 4°.
& à ce que les joints de deux cailloux d'une
rangée , ne répondent pas aux joints des rangées
voifines ; mais que le milieu du caillou tombe fur
la ligne de jonction de deux cailloux de rangée
fupérieure , & ainfi de fuite alternativement ,
comme on le pratique dans les murs conftruits
avec des pierres de taille. Alors on obferve le *vis
unita fit fortior.*

Ces opérations faites , on couvrira d'abord
d'un pouce & demi de fable tout le pavé dont
l'arragement aura été achevé. Si les interftices
font grands, on emploiera premierement du gravier , & enfuite du fable ; après cela il faudra
enfoncer les cailloux avec la hie ou *demoifelle* ,
& ils feront battus jufqu'au renvoi de la hie. Pour
perfectionner l'ouvrage , il eft néceffaire de verfer

L

de l'eau fur le pavé ; & comme l'eau , en s'écou-
lant à travers les interftices des cailloux , aura en-
traîné du fable dans les joints inférieurs , on re-
mettra encore du fable , & on effayera de battre
encore le pavé avec la *demoifelle*. Perfonne
n'avoit encore penfé à faire verfer de l'eau fur la
couche de fable répandue fur le pavé , mais
cette opération paroît néceffaire , parce que les
premieres pluies qui furviendroient entraîne-
roient le fable , occafionneroient des vides qui
ne feroient pas réparés , & qui contribueroient
bientôt à la dégradation du pavé.

Pour donner le dernier degré de perfection à
cette méthode , il feroit à propos que tous les
propriétaires des maifons fiffent placer devant
leurs édifices refpectifs des dalles , des *cadettes*,
ou des efpeces de banquettes de pierres de taille
d'une largeur égale & d'une épaiffeur fuffifante.
Non feulement l'embeliffement des rues en réfulteroit , mais encore la folidité du pavement ,
puifque les courbures des pavés feroient appuyées
d'un côté contre ces pierres. Il y auroit encore
en cela une économie bien grande , parce qu'on
ne feroit pas obligé de paver cette partie , objet
de diminution confidérable ; car , à ne donner
qu'un pied de largeur à ces *dalles* & 30 toifes
par exemple , à la longueur moyenne des rues ,
nous aurions à retrancher du pavement de la
Ville 2 P. ✕ 30 t. ✕ n, c'eft-à-dire , par le nombre des rues de la Ville , ce qui nous donneroit
un produit très-confidérable de diminution ou
d'économie. Cet article d'économie pourroit fervir

au petit excès de dépense qu'exige une bonne méthode de paver.

. La méthode que j'ai proposée paroîtra indubitablement la meilleure des méthodes possibles, c'est à-dire, la maniere la plus simple, la plus solide, la plus commode & la moins coûteuse de paver les rues, les quais & les places d'une Ville, parce que, dans cette méthode, tout est lié, tout est uni, tout est réciproquement en rapport, soit du côté de la matiere la plus solide & la moins coûteuse, soit du côté de la base la meilleure, soit qu'on considere la figure particuliere des pavés qui est la plus simple & la plus solide, soit qu'on regarde l'assemblage réciproque des parties, & l'arrangement total qui est de tous le plus parfait, relativement au but qu'on se propose de remplir.

Je veux, pour un moment, que cette méthode fût un peu plus dispendieuse que la méthode vicieuse suivie jusqu'à présent; comme le pavement en seroit beaucoup plus durable, il en seroit certainement moins dispendieux. Car si, je le suppose, il en coûte pour faire une bonne construction de pavé un tiers de plus, & que ce pavé dure une fois davantage, il est sûr qu'on y gagne, que l'économie s'y trouve & que la methode est moins coûteuse que la routine ancienne. En un mot, suivre notre méthode, c'est allier la solidité avec l'économie. Les Villes peuvent encore obliger les propriétaires des maisons à faire paver la partie du revers correspondante à leur édifice, jusqu'au milieu du ruisseau. Cela

fe fait en plufieurs Villes , conformément à diverfes Ordonnances de nos Rois. Il paroît naturel
que la claffe la plus riche des Citoyens , celle
des propriétaires des maifons, fourniffe à cette
dépenfe , puifque les profits des louages font
confidérables ; & alors le pauvre peuple , toujours fi opprimé , parce qu'il n'eft qu'utile , feroit déchargé des impofitions qu'il paie pour cet
objet. Je défirerois que cette loi économique
(car c'en eft une, qu'on ne s'y trompe pas) eût lieu
dans toute l'étendue du Royaume , malgré tous
les intérêts particuliers. Loin d'ici ces Égoïftes
trop nombreux, qui ne calculent le bien public
que par l'intérêt qui leur en revient. Cette loi
étoit établie à Rome & dans toutes les grandes
Villes de l'Empire : *Conftruat autem vias pu-
blicas , unufquifque fecundùm propriam do-
mum* (1).

Afin que le pavé foit plus durable , on doit
choifir la belle faifon pour le conftruire ; c'eft
au défaut de cette attention qu'on doit attribuer
le peu de confiftance de tous les pavements ,
fur-tout lorfqu'ils font faits felon l'ancienne ma-
mniere : on en fent bientôt la raifon , & il eft
inutile d'infifter ici fur ce fujet. Une autre confidération très-utile eft celle de donner aux Ouvriers un falaire fuffifant ; c'eft une juftice. En
général les Ouvriers ne font pas affez payés ,
& pour gagner leur vie ils font obligés de paver
une plus grande étendue par jour , ce qui ne

(1) L. œdiles D. de viâ publ. & itin. pub. reficiendo.

peut avoir lieu fans faire du mauvais ouvrage, c'eft-à-dire, très-peu durable. On croit gagner quand on délivre la toife du pavé à bas prix, & je dis qu'on perd réellement, parce qu'il faut refaire très-fouvent l'ouvrage. A Paris on donne quinze livres de la toife quarrée, laquelle contient environ cinquante carreaux de grès, & aux Ouvriers quarante fols par jour. Quoiqu'un très-habile Ouvrier puiffe faire cinq à fix toifes d'ouvrage par jour, l'ordinaire cependant n'eft que de trois à quatre toifes quarrées. A Lyon on ne donne que cinq livres de la toife de Ville pour une nouvelle rúe, & une livre dix fols pour les relevés à bout, mais ce prix eft trop bas, les Ouvriers ne pouvant faire que deux toifes par jour. Dans d'autres Villes où les Entrepreneurs font les déblais ou remblais, fourniffent le fable & les cailloux, on donne quarante-quatre livres de la toife quarrée du pavé neuf, & vingt-huit livres de la toife quarrée du pavé refait ; dans certains endroits le prix eft, &c. . . . . . Mais ces fortes de connoiffances font ici inutiles, & jamais ce qu'on donne en un lieu ne peut fervir de comparaifon pour un autre ; il faudroit que toutes les circonftances locales fuffent les mémes, ou qu'on pût évaluer leurs différences, ce qui fouvent eft impoffible.

C'eft par cette même raifon d'inutilité, que je n'ai pas voulu comparer les prix de la toife quarrée de pavé dans différentes Villes, ni dans la même Ville, ceux des différents pavements faits avec diverfes matieres, parce que le ré-

fultat n'auroit jamais été concluant. Afin qu'un
calcul de cette efpece fût jufte, il faudroit avoir
égard à mille circonftances, à la facilité ou à la
difficulté de l'extraction, relativement à la carriere, à l'éloignement des lieux, aux moyens de
faire les tranfports avec plus ou moins d'avantage, à là température des différents endroits, à
l'habileté refpective des Ouvriers, à la durée de
l'ouvrage, ayant toujours égard à la diverfité des
méthodes, fur-tout au nombre des habitants, à
la fréquence des charrois, & à tant d'autres circonftances de ce genre qui influent effentielle-
ment fur l'effet qu'on veut connoître, & dont
l'omiffion rendroit le calcul fautif & la comparaifon très-vicieufe. Tout Mathématicien fentira
la juftefle de ces réflexions.

Un moyen fûr de connoître le jufte prix qu'on
doit donner aux Entrepreneurs, afin que les
Villes ne foient point trompées, eft celui-ci. Il
faut qu'un Ingénieur ou Infpecteur des Travaux
de la Ville, foit préfent au travail d'une journée,
fait felon une bonne méthode. Il connoîtra alors
fûrement combien un certain nombre d'Ouvriers fera par jour de toifes quarrées de pavés ; il faura d'ailleurs à combien reviennent les
matériaux tout tranfportés ; & conféquemment
on apprendra la jufte valeur d'une toife quarrée.
On répétera cette épreuve plufieurs fois & en
divers quartiers, & on aura enfuite une valeur
moyenne qui fera la valeur cherchée.

Je finis cet article, en faifant obferver que notre
méthode de paver eft la meilleure de toutes.

Un pavé eft durable & excellent , lorfque les cailloux qui le compofent ne peuvent fubir aucun dérangement en aucun fens , & tel eft l'avantage de notre maniere (1). D'abord les cailloux ne peuvent éprouver aucun déplacement ni à droite ni à gauche , ni en avant ni en arriere , parce que chaque caillou étant preffé par les cailloux qui l'environnent de tous côtés , lefquels font eux-mêmes retenus en fituation par d'autres , il n'eft pas poffible qu'ils s'abaiffent au deffous du fol , à caufe de la folidité de la bafe ; il l'eft encore moins qu'ils s'élevent à caufe des preffions fréquentes qu'ils effuyeront. D'ailleurs , les pavés ne s'élevent jamais que par l'effet de la gelée , & nous n'avons pas ici cet effet à craindre. Dans notre méthode nous formons une bafe avec du gravier , nous y plaçons par-deffus trois pouces environ de fable. Il eft d'expérience que les eaux de pluie filtreront à travers le fable & le gravier, & que ne fe congelant pas au-deffous du pavé , elles ne déplaceront pas les cailloux. Au contraire , dans la façon commune on ne met pas de fable , ou du moins il n'y en a pas fuffifamment.

L'eau

---

(1) On ne fauroit trop recommander qu'on obferve partout les Ordonnances rendues en plufieurs endroits , pour fupprimer l'ufage gothique des tuyaux de volée qui jettent l'eau des toits , afin de leur fubftituer des tuyaux de defcente qui conduifent les eaux de pluie jufqu'au bas des maifons. Dans ce dernier cas , les pavés ne feront point déchauffés ni dégradés , & le Public ne fera point mouillé par torrens d'eau.

L'eau qui s'écoule par les joints des cailloux féjourne au-deſſous, ſur-tout quand le terrein eſt glaiſeux. Lorſque le froid ſurvient, cette eau ſe gele, ſe dilate, & par ſon expanſion fait élever irréguliérement les cailloux, & les oblige d'autant plus de s'élever, qu'elle pouſſe par l'intrados, c'eſt-à-dire, par en bas, les cailloux dont la figure approche de celle des vouſſoirs ou de celle d'un double coin, ainſi que nous l'avons dit. C'eſt la ſeule direction ſelon laquelle les pavés bien rangés en arc puiſſent être attaqués.

On ne peut conteſter la légitimité de cette cauſe pour peu qu'on ſoit verſé dans les ſciences. Car on ſait depuis long-temps par obſervation que la terre, en ſe gelant, éleve les ſeuils des portes. Boyle nous atteſte que de la glace qui s'étoit formée dans un tube de cuivre large de 3 pouces, avoit élevé un poids de 74 livres (1). Hugens a obſervé qu'un canon de fer rempli d'eau & fermé exactement, éclata avec bruit & ſe fendit (2). Les Académiciens de Florence remplirent d'eau une ſphere creuſe de cuivre, & l'expoſerent à la gelée qui enfin la fit rompre. L'épaiſſeur du métal étoit égale à $\frac{67}{100}$ de pouce & ſa fermeté fut trouvée $=$ 22893 livres. Mais la force d'un pouce ſphérique de glace qui agit en toutes ſortes de ſens, eſt une fois plus grande ; car cette force eſt à l'effort avec lequel la glace tend à diviſer le métal, comme le rayon conduit ſur la

(1) Boyle Hiſt. frigoris *tit.* 10.
(2) Duhamel. Hiſt. Acad. Reg. *lib.* 1. §. *c.* 1.

K

périphérie du cercle eſt à l'aire du cercle , ou
comme 2 :.1. Or , la fermeté d'un morceau
de cuivre d'un demi-pouce quarré d'épaiſſeur
$=$ 12750 donc $50^2 : 12750 :: 67^2 : 22893$; car
les fermetés dans cette occaſion , ſont comme
les quarrés des épaiſſeurs , dit Muſchenbroëck.

Si on veut continuer à paver quelques parties
de places ou de quais avec des quarreaux de
pierres tirées d'Anſe & de Tournus en Bourgogne , pour le fondement on fera un bon beton.
On aura ſoin de tailler ces quarreaux , de telle
ſorte que le quarré de la ſurface inférieure ſoit
plus petit que celui de la ſuperficie d'en haut ,
afin que ces pavés étant placés ſur une courbe
convexe , ſe joignent exactement & ſe ſoutiennent mutuellement. Le défaut de cette attention eſt cauſe que les pavés ne ſont pas joints à
la ſurface ſupérieure , où il y a un intervalle très-
ſenſible tout autour. Lorſqu'ils auront la forme
d'une pyramide quadrangulaire tronquée & ren-
verſée , alors le contact des ſurfaces latérales
ſera le plus grand poſſible , le frottement ſera en
rapport au contact, ainſi que la réſiſtance , & le
pavé en ſera plus ſolide.

J'ai regardé comme inutile de parler de la
méthode de paver qu'on ſuit à Paris , parce
qu'elle ne peut convenir à la plûpart des Villes.
Tout le pavé de la Capitale eſt de grès qu'on
tire d'Orſai près de Verſailles , ſur-tout du Ga-
tinois , & particuliérement des environs de Fontainebleau , & beaucoup de Villes n'ont point
de grès dans leurs environs. A quoi ſerviroit - il

donc de dire ici que le gros pavé, appellé *Pavé du grand échantillon ou quarreau*, porte sept à huit pouces en quarré, & que le *petit* échantillon n'est que de quarre à cinq, &c. &c. . . . . Que les Paveurs composent à Paris une Communauté d'environ cinquante Maîtres ; que leurs premiers statuts leur furent donnés sous le regne de Louis XII, le 10 Mai 1501, par Jacques d'Estouteville, Garde de la Prévôté de Paris ; que ces statuts ont été confirmés par Lettres-Patentes de Henri IV, du mois de Juin 1604 ; & enfin sous le regne de Louis XIV par plusieurs Edits, Déclarations & Arrêts du Conseil, lorsque cette Communauté, à l'exemple de toutes les autres, se fit réunir & incorporer les divers offices créés depuis 1691, jusqu'en 1707 ; que, &c. &c. . . . . . Tout cela, & d'autres objets plus utiles pourront trouver lieu dans *l'art du Paveur* que je me propose de publier. Personne n'avoit encore porté la lumiere dans l'art ténébreux de paver. Une routine aveugle présidoit à un art dont l'utilité est si grande qu'on peut dire avec raison qu'elle devient une vraie nécessité. J'ose croire y avoir présenté le flambeau de la théorie pour éclairer la pratique, & celle que j'ai proposée me paroît avoir la quadruple qualité d'être la plus simple, la plus solide, la plus commode & la moins coûteuse de toutes les pratiques possibles.

SECONDE PARTIE.

LA propreté des rues eſt un objet de la plus
grande importance , & on peut dire avec vérité
que les rues ne ſont pavées que pour ſe procurer cet avantage qui a un rapport eſſentiel avec
la ſanté des Citoyens. On en pourra juger par
les faits ſuivants. Juſqu'à l'an 1184 Paris ne fut
point pavé, c'eſt une vérité auſſi certaine qu'é-
tonnante. Voici ce qui donna lieu à cet heureux
changement que nous devons à Philippe-Auguſte.
Pendant la cinquieme année de ſon regne , quoiqu'il n'eût alors que vingt ans , ce Prince ſe pro-
menant ſeul dans une ſalle de ſon Palais ſitué à
Paris au bord de la Seine , contemploit d'une
fenêtre le cours de la riviere. Dans ce temps-là
même des charrettes qui paſſoient au-deſſous de
cette fenêtre où étoit le Monarque , remuerent
la boue , & en firent exhaler une odeur ſi puante ,
que le Roi, ne la pouvant ſupporter , fut obligé
de ſe retirer : auſſitôt il réſolut de faire paver la
Capitale ; & pour cet effet , il fit venir le Prévôt
des Marchands & pluſieurs des plus notables
Bourgeois de Paris , & leur ordonna , d'autorité
royale , de faire paver la Ville d'un bout à l'autre , tant les rues que marchés & places publiques. Ainſi, ce jeune Prince exécuta ce que tous
ſes Prédéceſſeurs n'avoient pas oſé entreprendre.
Arduum opus , dit Rigordus , Hiſtorien Français & contemporain , *ſed valdè neceſſarium :*

*quod omnes prædeceſſores ſui ex nimiâ gravitate
& operis impenſa aggredi non præſumpſerant.*
De ſorte que c'eſt l'an 1184 que Philippe Auguſte ordonna de paver & de nettoyer les rues
de Paris alors impraticables.

Le nettoyement des rues fut pratiqué pendant long-temps, mais enſuite, comme toutes les
eſpeces de biens, on le négligea ; néanmoins
479 ans après l'époque dont nous avons parlé,
on fut obligé de faire revivre la loi. Un Médecin
nommé Courtois, logé dans la rue des Mar-
mouſets, avoit dans une ſalle ſur la rue de gros
chenets à pommes de cuivre. Il avoit ſoin de les
faire nettoyer tous les jours, & tous les matins
il les trouvoit chargés de verd-de-gris, avant
1663 où le nettoyement des rues étoit négligé ;
mais dès que cette Police fut rétablie, les taches
ne reparurent plus. D'où il concluoit que cette
malignité devoit faire bien plus d'impreſſion ſur
les viſceres, & que c'étoit la cauſe de bien des
maladies (1).

Un ancien Auteur dit : » : On raconte que la
» Ville de Smyrne, en Aſie, & celle de Sienne
» en Italie, ſont bien comparties en rues, belles,
» droites & accompagnées de très-beaux édifi-
» ces, mais qui offenſoient grandement les
» étrangers non accoutumés aux mauvaiſes
» odeurs des immondices que l'on jettoit par
» chaque nuit ſur le pavé, d'autant qu'il n'y
» avoit aucunes cloaques pour en faire la dé-

_____

(1) *Doit public de la France.*

» charge (1). » Il feroit difficile de fe perfuader que ce qui produit une impreffion fi défa-
gréable fur les étrangers qui n'y font pas accoutumés , n'en fît aucune fur le tempérament des
Habitants. Bien plus , on a remarqué que la malpropreté des rues qui, fans contredit , vicie l'air,
a fouvent occafionné des maladies épidémiques.
Prefque toujours on a réuffi à les détruire, en
les attaquant dans la caufe du mal. Plus fouvent
on a vu regner dans les Villages des épidémies
qui ont été entiérement anéanties , en comblant
certains égouts où l'on mettoit le fumier pour le
faire pourrir. Le nettoyement des rues doit donc
être rangé parmi les objets de premiere néceffité,
puifque la fanté en eft un , & fous ce rapport il
mérite toute l'attention des Gouvernements &
des Académies à qui, fans doute, ce fujet ne peut
être indifférent. Un préjugé vulgaire fait regarder
à des efprits fuperficiels ces fortes de difcuffions
comme des objets de peu de conféquence, & fur-
tout peu fcientifiques. Si elles font utiles, ah ! que
l'on eft bien dédommagé de fes peines ! *Nifi
utile eft quod facimus ftulta eft gloria.* Mais j'ofe
croire que la maniere dont j'ai traité ce fujet , les
rapports que j'ai apperçus entre lui & diverfes
parties des Sciences phyfiques , mathématiques
& naurelles , ainfi qu'avec la falubrité de l'air,
& conféquemment avec la fanté de l'homme ;

_____

(1) Gr. chem. de l'Empire , *pag.* 230.

(73)

j'ofe croire que cette façon nouvelle d'envifager ce fujet lui aura donné un ton d'intérêt, de nobleffe & d'élévation même aux yeux les plus prévenus contre les recherches utiles, lorfqu'elles ne fe préfentent pas avec l'appareil impofant des hautes fciences.

. Les Romains, car je les citerai encore, & toujours avec le regret de ne pas les citer davantage ; les Romains, afin de procurer & d'entretenir la propreté des rues, ont employé des moyens qu'aucun Peuple de la terre, quelque puiffant qu'il fût, n'a ofé imiter ; je veux parler de leurs magnifiques cloaques, ces deux noms, qui dans notre langue femblent peu faits pour être enfemble, s'allient merveilleufement dans celle des Romains : auffi Caffiodore les appelle-t-il *fplendidas* ; & Pline dit-il que c'eft la plus haute entreprife qui fût jamais faite dans la Capitale du Monde. Ces cloaques admirables (vrais égouts, véritables foffes fouterraines) ne fervoient qu'à purger les rues de la Ville de Rome de leurs immondices. On eft furpris, dit Pline, comment, pour les faire, on a pu percer & enfoncer les montagnes, & rendre, par ce moyen, la Ville de Rome prefque fufpendue en l'air (1). Strabon affure que l'on pouvoit aller par bateaux au-deffous de toutes les rues, ces cloaques ou canaux étant d'une largeur & d'une hauteur fi confidérables qu'un char de foin y pouvoit paffer

(1) Plin. *lib.* 36. *cap.* 15.

très-facilement (1). Pline ajoute qu'Agrippa y
fit former sept conduits d'une eau si rapide,
qu'elle emportoit ordinairement, comme un torrent , tout ce qu'elle rencontroit ; & qu'on ne
s'appercevoit pas de son temps , que l'eau eût
produit la moindre détérioration , quoiqu'ils eus-
sent été construits depuis le siecle de Tarquin
l'ancien , c'est-à-dire , depuis plus de huit cents
ans.

Ces cloaques , selon Albert , ne sont rien
moins que des ponts , des arches ou des voûtes
d'une extrême longueur & largeur qui ont été
construites sous les grandes rues de la Ville pour
nettoyer les rues , *purgatioresque reddendas vias
conferant* (2), & pour soutenir le fardeau des
matériaux dont elles étoient pavées , de même
que les colonnes, les obélisques & autres ouvrages d'un poids énorme qu'on charrioit tous les
jours. On peut juger de la solidité du pavement
des rues , & de celle des cloaques qui étoient
dessous , par le trait suivant que Pline rapporte (3).
M. Scaurus voulant faire transporter trois cents
soixante colonnes de marbre , chacune de trente-
huit pieds de longueur , du lieu où elles avoient
servi à son théâtre , jusques au Mont Palatin
pour en décorer sa maison , les Commissaires
ou Intendants des cloaques , craignant que le
transport

(1) Strab. *liv.* 5.
(2) Alb. *lib.* 4. de re ædific.
(3) Plin. *liv.* 36. *chap.* 2, & 15.

tranſport d'un grand nombre de maſſes auſſi pe-
ſantes n'ébranlât ces eſpeces de voûtes, deman-
derent à Scaurus qu'il s'obligeât à faire réparer
à ſes dépens tout le dommage qui pourroit en
réſulter. Cette précaution fut inutile, car on ne
remarqua aucune dégradation. Ces cloaques ou
foſſes ſouterraines étoient faites avec le même
art ſelon lequel les ponts ſont conſtruits, &
deſſus étoient les mêmes arrangements de diverſes matieres déſignées ſous le nom de *ſtatu-
men*, *rudus*, *nucleus*, *aggeres aut ſumma
cruſta*, dont nous avons parlé à la fin du Chapitre ſecond de la premiere Partie de cette
Diſſertation.

C'eſt par ce moyen admirable que les rues
de Rome étoient nettoyées des boues & des immondices dont le pavé pouvoit être couvert ;
car il y avoit des ouvertures d'eſpace en eſpace,
comme divers égouts & réceptacles par où les
eaux entraînoient dans leur chûte les ordures qui
étoient ſur le pavé ; de ſorte qu'en quelques inſ-
tants les rues étoient nettes & ſeches. Chaque rue
ayant ſes déchargeoirs, dit Bergier, l'une n'étoit
point aſſujettie à recevoir les eaux & les immondices des autres. Si les eaux n'avoient pas com-
pletté le nettoyement, le travail des hommes y
ſuppléoit bientôt, ceux-ci jettoient les immondices dans les cloaques par les égouts fréquents
qui ſe rencontroient le long du pavé. Jamais les
foſſes ſouterraines ne pouvoient être comblées,
parce qu'à toute heure il étoit facile de les nettoyer par le moyen de ſept canaux d'où ſortoit

L

une eau, mue avec une grande rapidité, en le-
vant les éclufes qui la retenoient. Ce torrent
impétueux entraînoit le tout dans le Tibre par
les bouches defdites foffes qui y avoient été con-
duites par Tarquin l'Ancien qui en fut le premier Auteur.

Si tout ce que nous avons dit jufqu'à préfent
ne fuffifoit pas pour donner une grande idée
de ces ouvrages étonnants, je rapporterois un
trait frappant que Pline nous a tranfmis. Tarquin
l'Ancien, pour venir à bout de conftruire ces
aqueducs fouterrains, ces admirables cloaques,
contraignit les hommes & les femmes à y tra-
vailler en perfonne ; mais la longueur & les
difficultés qu'on éprouva dans l'exécution de cet
ouvrage, furent telles que plufieurs aimerent mieux
fe tuer que de continuer cette entreprife. Afin
d'arrêter cette étrange fureur, le Roi imagina
d'employer le même moyen dont les Habitants
de Milet s'étoient fervis dans une circonftance
femblable, pour empêcher les jeunes filles de fe
donner la mort, rien n'ayant pu réuffir jufques-
là à les détourner de ce crime. Il ordonna donc
de pendre en un gibet, à la vue de tout le peuple, les corps tout nuds de ceux qui s'étoient
tués. Cette loi rappella aux Romains les fenti-
ments de cet honneur qui les avoit fi fouvent
rendus vainqueurs, ils conçurent auffitôt une
honte pareille à celle des filles Miléfiennes, que
la crainte de paroître nues devant leurs Conci-
toyens, empêcha de fe rendre coupables d'un
forfait auffi horrible, & fe foumirent à la loi qui
leur étoit impofee.

Quelle ne devoit pas être la folidité de ces
cloaques, puifque ni huit fiecles écoulés, ni le
choc continuel des eaux, ni les débordements
du Tybre, ni les chûtes fréquentes des maifons,
ni les tremblements de terre, &c. n'avoient pu
tant foit peu entâmer la maçonnerie de ces mer-
veilleux cloaques? Auffi ne fuis-je point furpris
d'entendre Caffiodore dire : *Splendidas Romanæ
Civitatis cloaquas, quæ tantùm vifentibus con-
ferunt ftuporem, ut aliarum civitatum poffint
fuperare miracula. Hinc Roma fingularis, quanta
in te fit poteft colligi magnitudo. Quæ enim
urbium audeat tuis culminibus contendere,
quandòne ima tua poffint fimilitudinem reperire?*
Ces paroles font trop belles pour ofer les tra-
duire. Ne doit-on pas craindre ce dicterium,
Traductore Traditore ?

L'exemple des Romains ne doit-il pas nous
engager à faire de puiffants efforts pour donner
à nos Villes, & fur-tout à nos rues, cet air de
propreté qui régnoit dans les leurs, & qu'on remarque de nos jours principalement chez les
Hollandois. Pour parvenir à ce but, j'examine-
rai fucceffivement divers moyens qui me paroiffent propres à cet effet. Je les divife en effentiels
& en accidentels ; je commencerai d'abord par
les premiers qui font au nombre de huit.

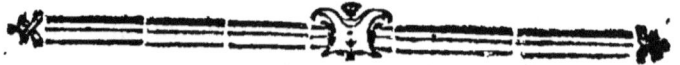

CHAPITRE PREMIER.

Moyens essentiels.

DES rues larges & bien alignées contribuent beaucoup à la propreté d'une Ville , parce que les rues font moins humides , le foleil les desféchant plus facilement. L'expérience prouve que les rues étroites font très fombres , toujours humides & pleines de boues , & que celles qui font larges font feches & fans boue , ou du moins , qu'il n'y a pas tant d'immondices. La raifon de ce phénomene eft à peu-près celle que donnent les Phyficiens pour expliquer la prompte deffication d'un linge humide expofé en plein air , ou au foleil , tandis que dans une cour étroite , & dont les murs font très-élevés , cet effet n'a pas lieu auffitôt. De plus , l'évaporation croît comme les furfaces. Ce ne font pas feulement les liquides qui s'évaporent , mais les folides eux - mêmes perdent continuellement de leur fubftance par les exhalaifons continuelles qui s'élevent dans l'air ; conféquemment une rue humide & pleine de boues fera defféchée fi fa furface a une plus grande étendue. Les expériences & les raifons fur lefquelles eft appuyé tout ce que nous venons de dire font trop connues pour les rapporter & pour infifter fur cet objet.

Je me contente de le confirmer par l'obferva-

tion fuivante. Environ en 1472 , les Habitants
de Ravenne s'aviferent d'un moyen femblable,
pour rendre praticable un chemin qui conduifoit
à leur Ville. Cette route qui traverfoit une forêt
étoit déteftable , ils la rendirent belle en faifant
couper les arbres à une certaine diftance. Alors
les vents y jouerent en liberté , les rayons du
foleil purent y pénétrer & fécher ce terrein , auparavant humide & continuellement plein de
boues. *Apud lucum Ravennæ per hos dies quod
viam abciffis arboribus dilatarint , folifque im-
miferint , ex corruptiffima percommoda reddita
eft* (1).

Il ne faut pas cependant que dans les pays
extrêmement chauds , comme certaines Villes
d'Italie , les rues aient trop de largeur , parce
qu'en ne penfant qu'à la propreté des rues , on
pourroit ne pas faire affez d'attention à la falubrité de l'air , rélativement à la fanté des Habitants. C'eft ce qu'on remarqua dans la Ville de
Rome , après que l'Empereur , ou plutôt , le
monftre Neron eut fait brûler l'ancienne Rome
pour rebâtir une nouvelle Ville plus magnifique,
& dont les rues étoient trop larges refpective-
ment à la température du climat. Ce que confirme Tacite par ces paroles : *Erant tamen qui
crederent , veterem illam formam falubritati
magis conduxiffe , quoniam anguftiæ itinerum
& altitudo tectorum non perindè folis vapore*

_____

(1) Alb. *lib.* 10· de re ædificat. *cap.* 3.

*perrumperentur. At nunc palulam latitudinem,
& nullâ umbrâ defensam graviore æstu ardes-
cere* (1).

La plûpart des Villes de France n'ont pas à
redouter cet inconvénient, notre climat étant
bien plus tempéré que celui de Rome ; & on doit
d'autant moins craindre d'élargir les rues, lorsque-
que l'occasion s'en présentera, que les maisons
y sont d'une grande (2) élévation, sur tout à
Lyon. On pourroit appliquer avec raison à cette
derniere Ville, ce qu'on a dit de celle de Rome,
qu'elle ne se contente pas d'occuper la superficie
& le sol de la terre, comme les Villes ordinaires, mais qu'elle semble aller chercher de la
place dans l'air. Le Rhéteur Aristide comparoît
l'ancienne Capitale du Monde à un homme ro-
buste qui, pour faire preuve de ses forces, porte
sur ses épaules plusieurs hommes placés les uns
sur les autres. Il ajoute encore, que si on pouvoit
la développer en séparant les divers étages qui la
surmontent, & placer sur la terre les Villes

(1) Tacite, *liv.* 15 Annal.
(2) Lorsque Chikagut, de la Nation des Illinois, après
avoir été amené en France, retourna dans son pays, il
racontoit à ses compatriotes qu'il avoit vu dans nos Villes
cinq cabanes [cinq étages] *les unes sur les autres, plus élevées que les grands arbres,* & qu'il y avoit *autant de
monde dans les rues de Paris que de brins d'arbres dans les
prairies, & de Maringouins dans les bois ;* on ne pouvoit
le croire. *On t'a payé,* lui répondoit on, *pour nous faire
accroire tout cela. Il faut qu'un charme t'ait fasciné les
yeux.*

qu'elle foutient dans l'air , en les rangeant les
unes auprès des autres , elles pourroient remplir l'Italie & occuper l'efpace qui eft depuis le
Tybre jufqu'à la Mer Ionienne. *Nec verò fuper-
ficiem duntaxat occupat , fed longè fuprd exem-
plum altiffimè in aërem afcendit.* .... *Ante-
quàm & alias æquales fibi fuper impofitas urbes
alteram fuper alteram ferat.* .... *Quò circà fi
quis eam diligenter vellet evolvere , & quæ nunc
in fublimi funt in urbes , humi juxtà fe invicem
deponere , exiftimarem fore ut omnis Italiæ reli-
qua pars compleretur : atque una urbs ad Ionium
ufque mare continua protenderetur.* La Ville de
Lyon , par l'élévation de fes édifices , exige donc
que toutes fes rues aient une largeur plus grande
que celle qu'on remarque dans la plûpart d'entr'elles. Alors la propreté des rues & la falubrité
de l'air en réfulteront.

La pente fuffifante des revers & des rues elles-
mêmes, eft un fecond moyen relatif au nettoyement propofé. Cette double pente , felon la
demi-largeur des rues , & felon leur longueur
totale , contribue beaucoup à maintenir la propreté des rues , ou à empêcher que les immondices ne s'y arrêtent trop facilement. On donne
ordinairement aux rues un pouce par toife de
pente , & à chaque revers un pouce par pied.
Cependant cela dépend de la longueur des rues,
de leur largeur & des autres circonftances locales qui doivent être déterminées par l'Ingénieur
de la Ville , ou par ceux qui font chargés de cette
partie. Les pentes fuffifantes étant données , les

eaux s'écoulent avec facilité, & entraînent au
moins une partie des ordures.

Il eſt encore néceſſaire de diſtribuer tellement
les rues en divers quartiers, que pluſieurs rigoles
puiſſent ſe jetter dans de plus baſſes, celles-
ci dans d'autres, & enfin ces dernieres dans des
égouts, des dégorgeoirs & aqueducs ſouterrains
qui conduiront les eaux hors de la Ville ou dans
des rivieres. La premiere ouverture de ces égouts
ſera armée d'une grille de fer, afin d'arrêter les
immondices de gros volume qui pourroient en-
gorger ces aqueducs ſouterrains, leſquels ordinairement n'ont pas une grande capacité ; s'ils
en avoient une conſidérable, cette précaution ſeroit inutile. Je connois quelques Villes en France
dont la plûpart des rues ſont conſtruites ſur des
aqueducs qui ſervent à conduire hors de leur enceinte les eaux des rues, celle des maiſons, les
matieres que fourniſſent les foſſes d'aiſance, &c.
Des canaux de communication de chaque maiſon
ſe jettent dans l'aqueduc qui eſt ſous le milieu de
la rue, celui-ci débouche dans d'autres, & ainſi
de ſuite juſqu'aux dégorgeoirs reſpectifs. C'eſt
en petit imiter les Romains, mais il n'y a que
peu de Villes ainſi conſtruites, & il eſt néceſſaire
que le ſol en pente permette ce moyen. Cependant par-tout il y a dans certains quartiers des
égouts & aqueducs ſouterrains par où s'écoulent
les eaux après les grandes pluies ; il y en a à
Lyon, & j'exhorte à en augmenter le nombre.
Deux rivieres qui coulent dans le ſein de cette
Ville faciliteront ſans doute cette exécution. Ainſi,

la

la multiplication des égouts , des canaux , des
aqueducs fouterrains & des dégorgeoirs , eſt un
troiſieme moyen pour procurer le nettoiement
des rues.

L'attention à ne choiſir pour la matiere du
pavé que des ſubſtances très-dures comme du
quarts ou du ſilex ne contribuera pas peu à la
propreté des rues. La plûpart des autres ſubſtances qui pourroient ſervir au pavement , s'uſent
beaucoup par le frottement continuel ; d'où ré-
ſulte une pulvériſation fréquente , ſource éter-
nelle de boue , lorſque l'eau s'y joint. Qu'on
eſſaie de paver une petite rue fréquentée avec
des pierres calcaires , par exemple , & l'on
verra bientôt la preuve de ce que j'avance. Le
quarts & le ſilex étant très-durs , au contraire ,
& le frottement ordinaire ne produiſant aucun
effet , ou du moins qu'un effet très-petit , & encore au bout d'un certain temps , feront donc
des moyens capables de maintenir la propreté
des rues. Ce qui a été établi dans le Chapitre
premier diſpenſe d'entrer ici dans de plus grands
détails.

Il en faut dire autant de la ſolidité de la baſe
ſur laquelle nous avons fortement inſiſté dans le
Chapitre ſecond , parce que un fondement inébranlable empêche les affaiſſements du pavé, qui
ſont des cauſes plus grandes qu'on ne penſe de
la malpropreté qui regne dans pluſieurs rues &
dans pluſieurs Villes. Ces creux & ces enfonce-
ments , bientôt produits par de fréquents charrois , feront des eſpeces de réſervoirs où feront

M

ramaſſées diverſes immondices qu'il ſera très-difficile de pouvoir en ôter. Dès que le pavé ne ſera point établi ſur une bonne forme, ou plutôt ſur un fondement ferme & inébranlable, ces creux ſe multiplieront prodigieuſement ſur les deux revers de la rue & le mal ira toujours en augmentant.

Si les pavés ſont en coin, & forment une ſurface arrondie en pente, une eſpece de voûte, les intervalles entre chaque pavé ſeront moindres, & les immondices ne pourront pas s'y loger en ſi grande quantité ou ſi facilement. Suppoſons qu'on pave un côté de quai, de place ou de rue, avec des quarreaux de grès ou de pierre d'Anſe, & qu'on donne à ces quarreaux la forme que nous avons preſcrite à la fin du Chapitre premier, alors le quarré de la ſurface ſupérieure de ces pavés étant plus grand que celui de la ſuperficie d'en bas, les joints ſeront moins grands, ou même preſque nuls, ſi la coupe des pierres a été bien faite, rélativement à la courbure qu'on a donnée au pavement entier. Les joints étant ou nuls ou moindres, les ordures ne s'y arrêteront pas, ou ce ne ſera en ſi grande quantité. Il en eſt de même des cailloux dont les intervalles ne ſeront pas auſſi grands, dès que leur tête ſera plus large que leur queue : l'arrangement ſerré revient à ce moyen.

Mais une attention eſſentielle qu'on doit avoir, eſt de ne recouvrir le pavé récemment arrangé qu'avec du bon ſable. Si on ſe ſert du platras, des décombres & d'autres matériaux de cette eſpece, on aura toujours de la boue, comme

l'expérience le prouve dans plufieurs Villes , &
fur-tout à Lyon, où le fable n'eft pas toujours
employé ; c'eft là la vraie caufe des boues qui
regnent principalement dans l'hiver , & dans les
autres faifons après les pluies. On ne doit admettre pour cette opération que du bon fable & non
du fable terreux , celui-ci ayant en partie les inconvéniens des décombres ; non-feulement le
fable calcaire , mais encore le fable argilleux doit
être réprouvé abfolument , parce que le premier ne filtreroit pas affez l'eau , & le fecond ,
par fa qualité propre , la retiendroit entiérement.
Du fable de riviere , qui eft ordinairement quartreux ou filiceux & du petit gravier , font ce
qu'il y a de mieux ; & comme ils font très-con-
nus , je fupprime ici ce que les Naturaliftes en
difent , ce Mémoire étant déjà trop long.

Auffitôt qu'on s'appercevra de quelques dété-
riorations , il faudra les réparer promptement ,
de crainte qu'elles n'augmentent rapidement. La
folidité du pavement confifte dans l'union & les
rapports des parties , *vis unita fit fortior* , avons-
nous dit ; mais s'il y a quelques breches faites ,
le mal ne fera que prendre fucceffivement divers
accroiffemens , fi on n'a la plus grande attention à y apporter un prompt remede. Une vigi-
lance fcrupuleufe eft ici néceffaire ; c'eft bien le
cas de dire avec Horace , *principiis obfta , &c.*
Les réparations faites avec foin , font donc encore
un moyen d'entretenir la netteté des rues , des
places & des quais.

Ces huit moyens me paroiffent fi effentiels ,

que ce feroit en vain qu'on efpéreroit procurer le nettoiement d'une Ville par d'autres fecours , fi ceux dont nous avons parlé n'étoient premiere-ment employés. Des obftacles fans ceffe renaif-fants s'oppoferoient continuellement à cet effet, parce qu'on auroit négligé le mal dans fa fource où il faut l'attaquer. Sans ces précautions , on verra la boue fuinter & fortir perpétuellement du fein même des rues , comme une fueur humide fort du corps animal par la tranfpiration , ainfi qu'on l'a dit du pavé de Paris, *perpetuò exudat inutilis humor*. Il eft facile d'employer fucceffi-vement ces moyens à mefure qu'on refait & ré-pare les rues , alors il n'en coûte prefque rien de plus ; ce qui certainement eft très-économi-que & forme la maniere effentielle la plus fim-ple , la plus folide , la plus commode & la moins coûteufe de nettoyer les rues , les quais & les places de la Ville de Lyon. Ce font-là les vrais moyens effentiels , qui font d'autant meilleurs qu'ils naiffent du fujet. A préfent on peut voir dans toute fon étendue , la vérité de ce que j'ai avancé au commencement de ce Mémoire , qu'il y avoit un très-grand rapport , une connexion néceffaire entre les deux parties de la queftion propofée.

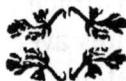

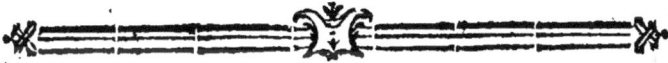

CHAPITRE II.

Moyens accidentels.

ON ne doit regarder que comme accidentels les moyens qui reftent à propofer, & je n'en parle que pour ne laiffer rien à défirer fur ce fujet. Comme on demande des plans fimples & peu coûteux, je fuis obligé de circonfcrire mes vues dans les bornes affignées, & de dire que, pour remplir cet objet, il eft néceffaire de contraindre les habitants des divers quartiers de la Ville, de faire balayer tous les jours réguliérement à certaines heures fixées, au-devant de leur maifon, fous peine d'amende. Quelques Arrêts du Parlement, & diverfes Ordonnances de Police l'enjoignent expreffément, notamment l'Arrêt du 23 Septembre 1475 ; celui du 14 Mars 1506 ; l'Arrêt du 30 Avril 1663, Article 18 & 19. ; l'Edit du 11 Décembre 1666 ; l'Ordonnance de Police du 28 Janvier 1639, Art. 9 ; celle de Novembre 1539, Art. 1 & 2 ; celle du 3 Février 1734, & une autre du 10 Juin 1740, qui doivent être exécutés dans les Villes de Provinces, comme dans la Capitale. Ordonnons....
« en conféquence, que tous les Bourgeois &
» Habitants .... de quelque état, qualité &
» condition qu'ils foient, feront tenus de faire

» balayer réguliérement au-devant de leurs mai-
» fons, tous les matins à fept heures en été, &
» à huit en hiver, & de pouffer les ordures &
» immondices le long des murs de leurs maifons
» dans un tas, afin que les Entrepreneurs du
» nettoiement puiffent les enlever, fans que lef-
» dits puiffent les mettre ailleurs, fous quelque
» prétexte que ce foit, fi mieux ils n'aiment les
» garder dans un panier, jufqu'à ce que les tom-
» bereaux paffent pour les enlever. Leur faifons
» très-expreffes inhibitions & défenfes de les
» pouffer, ni faire pouffer dans les ruiffeaux, ni
» fur le bord d'iceux, dans les temps de pluie,
» ni dans aucun autre temps, fous quelque pré-
» texte que ce foit, le tout à peine de vingt-qua-
» tre livres parifis d'amende pour chaque con-
» travention, & de plus grande peine fi le cas y
» échoit ; pourront même, dans le cas de con-
» travention, les Suiffes, Portiers & autres Do-
» meftiques, être emprifonnés, conformément
» à la difpofition de l'Article 18 du Réglement.
» Faifons auffi défenfes à tous particuliers, de
» quelque état & condition qu'ils foient, de
» jetter, ni de fouffrir qu'il foit jetté dans les
» rues, aucunes ordures de jardin, feuilles, im-
» mondices, cendres de leffives, ardoifes, tui-
» les, tuileaux, raclures de cheminées, gravois,
» ni d'y mettre ou faire mettre aucuns fumiers,
» ni quelques autres ordures, de quelques efpe-
» ces qu'elles puiffent être, à peine de huit li-
» vres d'amende pour chaque contravention, &
» de plus grande en cas de récidive. » . . . .

Cette Ordonnance du 3 Février 1734 eſt trop relative à notre ſujet pour n'avoir pas rapporté ce que nous en avons extrait , parce qu'il confirme très-bien nos idées. Tous les Habitants feront donc tenus de faire balayer à des heures détermi-nées la partie des rues qui eſt devant leur mai-ſon , & de ranger en un tas les ordures , afin qu'on puiſſe les enlever plus facilement. Il en eſt de même de ceux dont les maiſons ſont ſur des quais ou des places ; ils feront balayer une partie égale à celle qu'ils auroient été obligés de nettoyer , s'ils avoient habité des rues d'une moyenne largeur (1). On remarquera que c'eſt ordinairement cette partie des quais & des pla-ces qui, étant plus fréquentée , eſt auſſi plus ſu-jette à être couverte d'ordures & d'immondices de divers genres.

Quant aux quais & aux places , ou des Bou-quetieres , des Fruitieres , Jardinieres , Poiſſon-nieres , &c. & autres perſonnes de cette eſpece s'aſſemblent pour vendre , il ne leur ſera permis d'y reſter une partie de la journée qu'en s'obli-geant à balayer la partie de ces places ou quais , correſpondante à celle que les Bourgeois font nettoyer devant leur maiſon. Cela eſt bien juſte , ſelon cet axiome , *qui ſentit commodum ſentire debet onus.* D'ailleurs, les Ordonnances , Arrêts & Réglements de Police des 2 Août 1639 , 25

---

(1) Il n'y a pas de pays au monde où il y ait plus de ſoins pour la propreté que dans la Hollande ; ſans cela combien de maladies n'éprouveroit-elle pas ?

Juin 1641 , 24 Juillet 1642 , 30 Avril 1663 ,
4 Juin 1667 , 15 Juin 1678 , &c. « enjoignent
» expreſſément aux Jardiniers qui étalent dans
» les halles & marchés publics , d'emporter &
» faire emporter par chacun jour les feuilles &
» pieds d'artichaux dont ils font la vente , &
» même aux écoſſeurs & écoſſeuſes de pois & de
» féves , d'enlever inceſſamment les écoſſes. . . .
» contraventions qui nuiſent à la Police du net-
» toiement. » L'Ordonnance de Police du 10
Juin 1740 renouvelle ces défenſes , à peine de
confiſcation & de cinquante livres d'amende contre chacun des contrevenants , & enjoint d'avoir
des paniers ou manequins dans leſquels ils mettront leſdites écoſſes , pieds & feuilles d'artichaux , pour les vuider dans les tombereaux des
Entrepreneurs à ce deſtinés , ou les emporter
dans leurs maiſons juſqu'à ce que leſdits tombereaux paſſent.

La partie des quais & des places trop éloignée des maiſons , eſt moins expoſée aux immondices , parce qu'elle eſt moins fréquentée ;
& alors il ſera moins néceſſaire de la faire nettoyer , comme l'expérience le prouve. Pour
remplir cette fin , on emploiera le moyen pratiqué pour les ponts , ou des moyens analogues ,
ou des mendiants (1) occupés à cet effet par la
Police ,

_____

(1) A Berne les rues ſont nettoyées par un certain nombre de coupables , condamnés à ce châtiment pour un
temps proportionné à la nature de leurs délits ; & comme

Police , &c. (c'eft l'expédient le moins coûteux)
ou bien les Entrepreneurs dont nous parlerons
bientôt , y feront obligés comme nous le dirons.
Les rues étant donc balayées , les ordures amaf-
fées en divers tas à des heures fixées , il fera facile de les enlever par le moyen de divers tombereaux diftribués dans différents quartiers.

L'enlevement des boues peut fe faire de trois
manieres ; aux frais des Villes (1) , par l'entre-
mife des Jardiniers , ou par le moyen d'une entreprife. Le premier & le troifieme moyen rentrent
affez dans le même , mais il y a de grands in-
convénients à ce que la Ville s'en charge. Le nettoiement des rues , des places & des quais feroit
toujours mal fait , & certainement d'une maniere beaucoup plus difpendieufe , parce que
les gens en fous-ordre ne feroient pas affez fur-
veillés. L'expérience la plus conftante a engagé
divers Corps de Ville à donner tout à entreprife ,
& cette réfolution eft très-fage ; il ne s'agit donc
que de comparer les deux autres moyens pro-
pofés.

Il paroît naturel de préférer pour le nettoiement des rues , les Jardiniers des environs ,
parce que c'eft un avantage pour eux & pour la

---

les Sentences de Juges emportent rapidement peines capita-
les , c'eft la maniere la plus ufitée de punir les tranfgref-
fions. *Lettres de M. William Coxe fur la Suiffe.*

(1) Je défirerois beaucoup qu'on pût y employer une
certaine partie de ces mendiants qui font renfermés dans
les dépôts.

Ville , n'étant pas obligés d'acheter le fumier ,
mais n'ayant que la peine de le ramaſſer , le jar-
dinage en ſera à meilleur marché. Pour que cette
méthode ſoit bonne , il eſt abſolument néceſſaire
que les Maîtres Jardiniers des environs de la
Ville s'étant aſſemblés , & s'étant volontairement
obligés à faire corporation pour le ſeul objet de
l'enlevement des boues & immondices des rues ,
ils conſentent à obſerver réguliérement la loi
d'envoyer chacun à leur tour leurs Garçons Jardiniers dans les endroits qui leur auront été déſignés , & aux heures marquées , ſous peine d'une
amende fixée , dont la moitié ſera employée au
nettoiement des rues , & l'autre moitié ſervira de
récompenſe & d'encouragement à leurs cama-
rades qui ſe feront mieux acquittés de leur devoir.

Pour que la loi ſoit mieux obſervée , on divi-
ſera la Ville par quartiers , & les Jardiniers qui
occupent les environs de la Ville les plus proches
de ces quartiers , ſeront déſignés pour en ôter
les boues. Suppoſons , par exemple , qu'on di-
viſe la Ville en quatre parties A. B. C. D. (c'eſt
une ſuppoſition , on peut la partager en huit,
dix ou douze portions) Les Jardiniers qui ſont
les moins éloignés de la portion A , enleveront
les immondices de ce quartier ; ceux qui ſont
près de B en feront autant , & ainſi de ſuite,
ſelon le nombre des diviſions. On fera encore
des ſubdiviſions dans chaque partie , afin qu'on
puiſſe connoître plus facilement les prévaricateurs
de la loi. Il eſt inutile d'obſerver que parmi ceux
dont l'habitation eſt placée aux environs de la

portion A , il y en a qui font plus ou moins près. Ceux qui font plus proches des murs de la Ville iront dans le centre , & les autres s'avanceront moins , afin qu'il y ait une égalité dans les courfes journalieres & une compenfation refpective. Un tableau contenant les divifions & les fubdivifions, avec les noms correfpondants des Jardiniers felon les tours établis , préfentera au premier coup-d'œil le nom de ceux qui ont été chargés de cette partie. Rien de plus fimple que de former un tableau de ce genre , & on regarde comme inutile de donner ici le modele de fa formation.

En affemblant pour la premiere fois les Jardiniers (1) , on leur fera fentir que c'eft un avantage qu'on veut leur faire, mais que le bon-ordre exige un arrangement ; que celui qui eft ici propofé eft le plus fimple , & qu'on confent volontiers à en prendre un autre qu'ils préfenteront , pourvu que le nettoiement des rues fe faffe. Que s'ils ne veulent pas fe foumettre à la Police qu'on défire d'établir, on eft dans la détermination de donner les boues à des Entrepreneurs

(1) A Nifmes & dans quelques autres Villes , les Jardiniers fe font foumis à cette Police , pour ne pas perdre l'enlevement des immondices , les boues étant un excellent engrais. M. Proft de Royer a affuré que les Jardiniers des environs de Lyon , envoyent deux fois par jour fix cents foixante-quatre Garçons Jardiniers avec des ânes pour cet effet.

qui vendront le fumier , en s'obligeant à entretenir les rues , les quais & les places dans la plus
grande propreté poſſible.

Dans le cas du refus des Jardiniers , ſans qu'il
en coûte abſolument rien aux Villes , on fera
l'adjudication des boues aux Entrepreneurs qui
ſe préſenteront. Ils feront enlever chaque jour
ſur des tombereaux , à des heures déterminées ,
les tas de boues & d'immondices que chaque
habitant aura rangés contre ſa maiſon. Sur le
produit , ils feront nettoyer les quais , les places & les ponts ; & ſi on trouve que leur profit
ſoit trop conſidérable , on fixera le prix qu'ils
mettront au fumier , ou ils payeront une ſomme
à la Ville , laquelle ſera employée à l'utilité &
à l'embeliſſement de cette Cité. Les Entrepreneurs feront tenus d'impoſer des amendes à
leurs ſous-ordres , en cas de manquement ; &
ils feront ſolidaires & cautions envers la Ville
de toutes les négligences des Employés.

A Paris , on avertit chaque matin par une clo-
chette tous les Particuliers de balayer les rues.
A Lyon , on peut ſe diſpenſer d'employer des
ſonneurs ; il ſuffit de publier une loi qui ordonne
de commencer ce nettoiement auſſitôt que la
cloche de l'Hôtel-de-Ville , & celle de la Pa-
roiſſe auront ſonné une heure dont on ſera con-
venu. Les tombereaux partiront une heure après ,
& enleveront les boues ; ils feront tous numéro-
tés , précaution qu'exige une bonne Police. On
aſſignera hors de la Ville des endroits particu-

liers où les Entrepreneurs pourront dépofer les boues & les immondices , c'eft ce qu'on appelle à Paris des voieries , & il y en a pour chaque quartier.

Si on craignoit que ces voieries n'altéraffent la pureté de l'air, on prendroit les précautions fuivantes ; 1°. de les conftruire fous les vents qui regnent le plus dans les Villes , ce qu'on peut facilement connoître par les réfultats des obfer- vations météorologiques qu'on y a faites ; alors les vents éloigneroient de la Ville les vapeurs qui en émanent; 2°. on planteroit autour de ces voie- ries différents grouppes d'arbres ; rien ne fert mieux à purifier l'air. Si quelqu'un avoit de la peine à fe perfuader de cette vérité que l'expé- rience confirme fi merveilleufement , je lui rap- pellerois les belles expériences que M. Priefteley a faites depuis peu. Ce favant Anglois a démon- tré que les plantes purifient l'air en abforbant les exhalaifons qui l'alterent ; elles fe plaifent, pour ainfi dire à fe nourrir de tous ces effluves perni- cieux pour les animaux ; *c'eft une des reffources que la nature emploie à ce grand deffein* (1). Cet Auteur a trouvé qu'une tige de menthe, de meliffe ou d'autres plantes , mife dans une jarre de verre renverfée dans un vaiffeau plein d'eau , & après y avoir pouffé pendant quelques mois , rétablit tellement l'air , qu'il n'éteignoit point

(1) Expériences & obfervations fur différentes efpeces d'air par M. Priefteley , *Tom.* I. *pag. 63.*

la chandelle , & qu'il n'étoit point nuisible à une
souris qu'on y exposa , quoique ces deux effets
fussent auparavant produits (1) , ce qui prouve
très-bien que la végétation rétablit l'air vicié.
Plus bas il montre que les végétaux poussent vi-
goureusement dans l'air corrompu par la putréfaction , & qu'ils rétablissent très-bien l'air vicié
par la putréfaction ou par la respiration , tandis
qu'ils meurent dans l'air fixe (2) , ce qui forme
une preuve décisive de la vérité de ce que j'ai
avancé. Ce rétablissement de l'air vicié s'opere,
selon M. Priesteley, au moyen de ce que les plantes absorbent le phlogistique dont l'air est sur-
chargé par la combustion des corps inflamma-
bles. Ce raisonnement est confirmé par le fait
dont MM. Walker & Bremner furent témoins à
Harwich , & duquel il résulte qu'une « matiere
» en végétation conservoit la douceur de l'eau ,
» en absorbant l'effluve phlogistique qui s'en
» dégageoit lorsqu'elle tendoit à la putréfac-
» tion » (3).

En vain nettoyeroit-on tous les jours les rues,
en vain des Entrepreneurs feroient-ils enlever les
mmondices à des heures reglées dans les rues,
les quais & les places, si on se servoit de tombereaux ordinaires. Comme ils sont faits avec

---

(1) Expériences & observations sur différentes especes
d'air par M. Priesteley , *Tom.* 1. *pag.* 64.
(2) Ibid. *pag.* 112. & 45.
(3) On connoit aussi les belles expériences d'un Savant
distingué sur l'air vital que les plantes exhalent de jour &
sur-tout au soleil , ... &c.

peu de précaution , & que les planches de ces tomberaux font très-mal affemblées , les boues , les immondices & les ordures en dégouttent continuellement fur le pavé , de forte qu'on pourroit dire que les tombereaux ordinaires fervent moins à enlever les ordures qu'à les répandre fur une plus grande furface. On remédiera à ce défaut, qui eft un des plus grands , en affemblant fcrupuleufement les pieces de bois dont ils font compofés , de telle forte que rien ne puiffe tomber par les joints.

Le tombereau propre à enlever les boues , que M. Mané , Marchand orfévre de Paris , a propofé , me paroît devoir être adopté. Il a augmenté fur-tout dans cette machine les facilités du chargement & du déchargement , fans donner à fon tombereau des dimenfions plus grandes & plus embarraffantes que celles des voitures de cette efpece qui circulent journellement dans Paris. En voici la defcription. « Deux roues de grandeur ordinaire , c'eft-à-dire , de cinq à fix pieds de diametre, reçoivent dans leur moyeu , un effieu de fer, femblable , pour la largeur & la groffeur, à l'effieu des tombereaux actuels. Deux platesbandes de fer ou de bois font entées fur cet effieu , & leur prolongement eft fixé de chaque côté fur un limon. Les deux limons forment un brancard pour le cheval. Entre les deux platesbandes & le commencement des limons , fe trouve la caiffe deftinée à recevoir les boues & immondices. Cette caiffe eft traverfée , à telle partie de fa hauteur que l'on voudra , par l'effieu

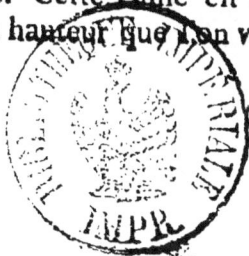

qui la tient fufpendue au moyen de deux étriers
de fer. Chacun de ces deux étriers, placé au milieu de la longueur totale de la caiffe, la met en
équilibre, & s'éloignant de l'effieu, vient embraffer la caiffe en deffous. Cette caiffe eft de
forme ordinaire, à l'exception de la partie du
derriere de la voiture, qui eft ployante, au
moyen de deux couplets en fer.

Cette partie ployante eft arrêtée fur le bord
de la caiffe principale par deux efpeces de cro-
chets qui en ferrent les côtés & les font joindre
aux côtés de la caiffe principale, avec d'autant
plus de force, qu'il y a plus de charge dans le
tombereau. L'extrémité de cette partie ployante
qui forme le derriere de la voiture, eft fermée
par un ais ou chaffis qui s'emboëte à recouvre-
ment. Ce chaffis eft contenu au moyen de deux
tenons dans lefquels entre une barre, coudée en
ferpent dans une de fes extrémités. Un feul coup
de pince recourbé retire la barre & la dégage
à la fois des deux tenons. Alors il faut néceffairement que le chaffis de derriere, qui ferme
la caiffe, la détache & quitte. Cette premiere
opération vuide en partie les immondices qui
font dans la caiffe. On acheve ainfi : au-deffous
de la caiffe, entre les deux couplets de la partie
ployante, eft attachée une corde. Cette corde
vient fe rouler fur un treuil placé au-devant de
la caiffe, deffus ou deffous les deux limons. »
A une des extrémités de ce treuil, eft une roue
dentée en rocheoir. On y adapte, au moyen
d'une clavette, un levier à reffort. En pefant

quatre

quatre ou fix fois fur ce levier, le treuil tourne,
& la corde fe raccourcit jufqu'au point de mettre
dans un plan vertical, le fond de la caiffe qui
étoit horifontal.

En terminant ce Mémoire, pourquoi ne me
feroit-il pas permis de faire des vœux, afin de
voir établir à Lyon & dans toutes les Villes principales, des machines qui élévaffent les eaux des
rivieres, pour les répandre enfuite dans le fein
des Villes, où elles circuleroient librement dans
toutes les rues ; la falubrité de l'air, la fraîcheur
en été, & en tout temps la propreté des rues
feroient les biens précieux qui en reviendroient.
Je fuis perfuadé que le profit qui réfulteroit de
l'adjudication du bail des boues à des Entrepreneurs, feroit plus que fuffifant pour cet effet.
Les Citoyens pourroient encore recevoir chez
eux les eaux qu'on leur diftribueroit, des fontaines multipliées rendroient ces avantages
publics. Ces machines, puifant l'eau dans
les rivieres, fourniroient pour la boiffon des eaux
pures ; car dans une grande Ville où il y a tant
de foffes d'aifance, les eaux de puits doivent
être mal faïnes (1).

_____

(1) Dès 1646, le défaut d'eau dans la partie de la
Ville fituée entre les deux rivieres, fit former le projet de
conftruire des pompes fur le Rhône, pour la diftribuer
dans des fontaines qu'on fe propofoit d'établir dans les
différents quartiers, & qui auroient fervi à l'ornement de
la Ville, & à l'utilité publique ; mais cette entreprife
n'eut pas lieu, foit que la grandeur de la dépenfe eût dé-
couragé, ou que l'alternative des grandes crues & des

O

Une machine de ce genre feroit peu coûteufe ;
on n'auroit qu'à fe fervir de celle que M. Cordelle,
Mécanicien , demeurant à Paris , a inventée pour

---

grands abaiffements du lit de ce fleuve , en euffent fait pré-
voir l'exécution impoffible. Les Romains avoient employé
des moyens propres à en éternifer le fuccès. Ils avoient pris
l'eau du Rhône à quelques lieues au-deffus de la Ville, & l'y
avoient fait conduire par un canal , ou efpece de béal , pour
me fervir du langage ufité dans ces Provinces, qui lon-
geant les côteaux qui bordent ce fleuve , venoit aboutir à
l'endroit où eft le Baftion de St. Clair , d'où l'eau fe dif-
tribuoit dans les différents quartiers , pour le nettoiement
des rues , & l'ufage du Public. La pente extraordinaire de
ce fleuve , leur avoit donné toute la facilité qu'ils avoient
pu fouhaiter pour conduire l'eau à la hauteur néceffaire à
cet objet. Il eft étonnant que de nos jours, parmi ce
grand nombre d'entreprifes , les unes utiles, les autres
agréables , on n'ait pas encore penfé à renouveller cette
idée qui renferme l'un & l'autre. L'entreprife une fois faite,
peut-être moins difpendieufe que celle des pompes & des
autres artifices néceffaires à les faire mouvoir, ne feroit
fujette à aucuns frais confidérables d'entretien , & éterni-
feroit la gloire des Magiftrats qui la formeroient. *Abrégé
chronol. de l'Hift. de Lyon, Poull. de Lumina. Ch. xv. p. 275.*
A Turin, la proximité du fleuve la Doria permet de faire
couler dans toutes les rues des ruiffeaux d'une eau abondante pour les nettoyer en tout temps ; en hiver même la
neige eft enlevée dans un inftant par ce moyen. A Berne,
on eft frappé de l'extrème propreté & de l'élégance qui dif-
tinguent cette Ville. Les maifons bâties d'une pierre gri-
sâtre & foutenues par des arcades dont le trotoir eft parfaitement bien pavé , font en général d'une ftructure uniforme. Un ruiffeau d'une eau très-limpide coule rapidement le long de la rue dans un canal préparé à cet effet ;
& outre ce ruiffeau , elle a un grand nombre de fontaines
qui font à la fois , dit M. Coxe , un objet de décoration
pour la Ville & d'utilité pour fes Habitants.

élever à telle hauteur & en telle quantité qu'on
voudra , fans gêner la navigation , l'eau prife au
courant des rivieres ; cette machine a été ap-
prouvée par l'Académie Royale des Sciences ,
d'après le rapport qu'en ont fait le 27 Novembre dernier MM. Tillet , de Montigny, le Roy ,
Bezout & de Bory. Selon ces Commiffaires , rien
de plus fimple , ni de plus ingénieux. Cette machine a déjà été établie à Epinay-fur-Seine , &
on en verra la defcription dans le Recueil des
Savans étrangers.

. Quelle Ville ,qu'une Cité floriffante dans une
heureufe température , dont le fein eft continuellement baigné par les flots de deux grandes rivieres , qui verroit dans fes places des fontaines
élevées pour répandre une rofée célefte dans l'air
& fur la terre ; & dans fes rues , des ruiffeaux
d'une eau pure couler avec un doux murmure !
Puiffe ce rêve d'un homme de bien fe réalifer !

F I N.

EXTRAIT DES REGISTRES

DE LA SOCIÉTÉ ROYALE DES SCIENCES

DE MONTPELLIER,

Du 25 Mai 1785.

MONSIEUR l'Abbé BERTHOLON défirant de publier des Opufcules de Phyfique , contenant plufieurs Mémoires fur des fujets couronnés par différentes Académies les plus diftinguées , dont le fuffrage fera toujours le feau du mérite d'un Ouvrage & le titre le plus honorable à l'Auteur , la Société Royale a confenti avec plaifir que ce Recueil intéreffant des diverfes productions d'un de fes Membres foit imprimé fous fon Privilege.

A Montpellier ce 25 Mai 1785.

DE RATTE, Secrétaire Perpétuel de la Société Royale des Sciences.

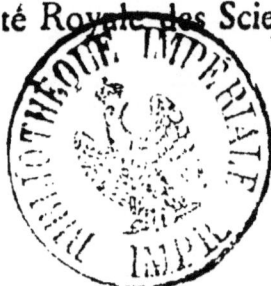

TABLEAU LITHOLOGIQUE

(Relatif à l'Art de paver.)

PIERRES.

Simples.......
- Calcaires........
  - Pierres à chaux.
  - Marbre.........
  - Spath..........
- Gypseuses.......
  - A particules indéterminées.
  - A particules parallèles....
- Argilleuses.......
  - Amiantes.......
  - Talcs..........
  - Mica...........
  - Stéatites.......
  - Ardoises........
- Vitreuses........
  - Grès...........
  - Silex..........
  - Quarts.........

Composées.....
- Granite.........
- Porphyre........
- Poudingue.......
- Grès mélangé de Wallerius.
- Roches de diverses especes.

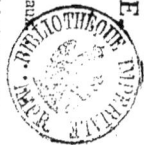

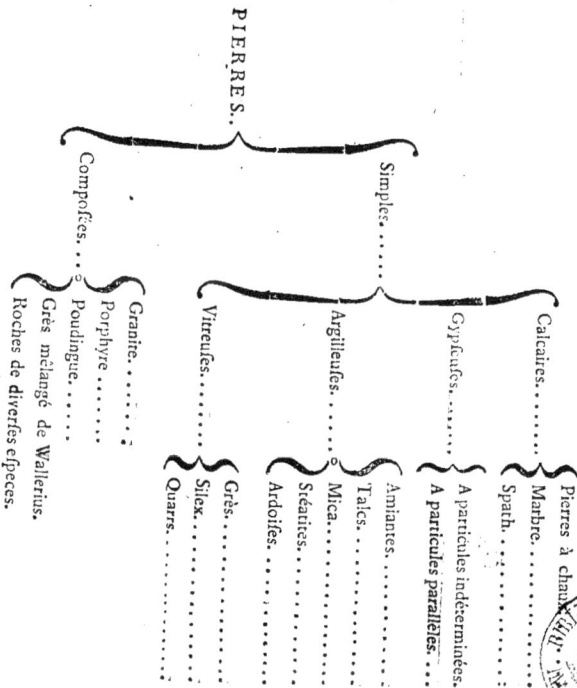

Nota. Ce Tableau n'a été arrangé que par rapport à l'objet qui nous occupe. Si nous nous étions proposé un autre but, il auroit été différent, & sur-tout complet : nous aurions parlé des belles Expériences de l'illustre M. d'Arcet, des Recherches de plusieurs autres Savants nationaux & étrangers.